1回30秒見るだけで
目がぐんぐん良くなる!

ガボールパッチ&3Dアイ

視力回復BOOK

日本リバース院長 今野清志〈監修〉　ジョージ3＋鴨下恵子〈著〉

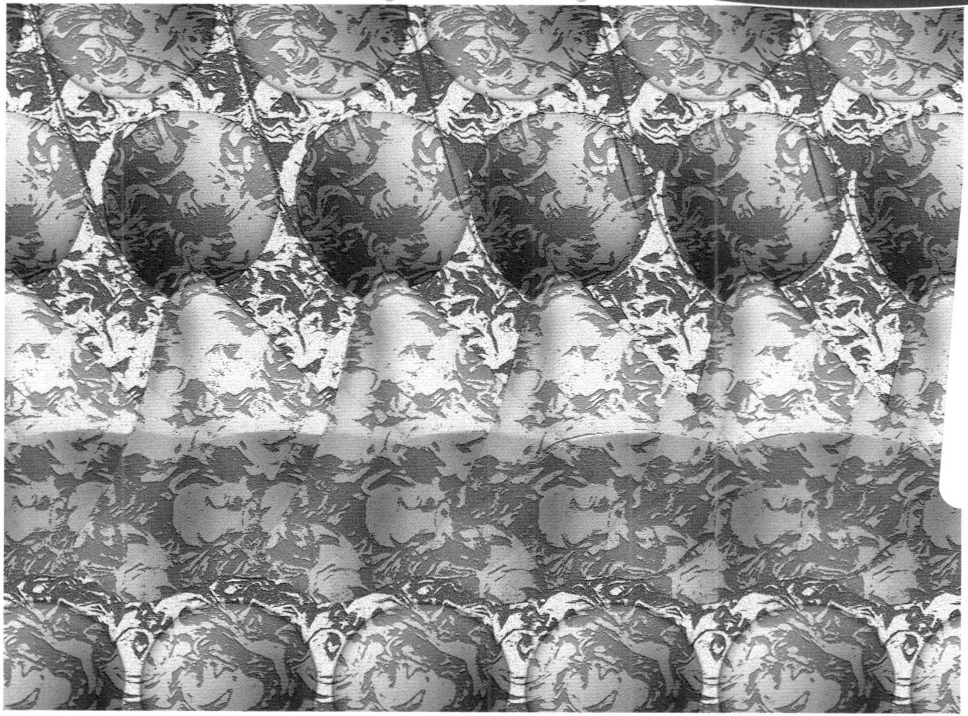

日本文芸社

はじめに

ガボールパッチと３Ｄ立体視のダブル「目トレ」で
近視・遠視・乱視・老眼も改善できる!!

目と連携する「脳」を鍛えることで視力が改善すると話題の「ガボールパッチ」。目の「筋肉」を鍛えることで視力が回復すると定評のある「３Ｄ立体視」。本書は、この２つの画期的な方法を併用して、より効果的にあなたの目をよくするためのものです。

両メソッドとも重要なのは続けること。１日１回、30秒見るだけで目がよくなるかんたんな方法ですから、近視、遠視、乱視、老眼のかた、また子どもから大人まで、あきらめずに根気よく続けてほしいと思います。

本書の特徴として、飽きのこないガボールパッチ・トレーニングのために、従来の円形の縞模様だけでなく、バリエーションを施したオリジナル作品を多数掲載しています。もちろん、理論に基づきガボール変換という処理をされた図形ですので、充分な効果があります。また、３Ｄ立体視は新しい技術を取り入れ、より一層美しい作品をたくさん収録しました。

１回30秒ほどのかんたんなトレーニングを、楽しみながら毎日行なうようにしください。きっとあなたの目はぐんぐん良くなるはずです。

今野清志

ガボールパッチ・トレーニングで視力回復！

ガボールパッチって何？

「ガボールパッチ」とは、ノーベル物理学賞も受賞したイギリスの物理学者デニス・ガボール博士が1971 年に考案した、もともとは心理物理学の実験や

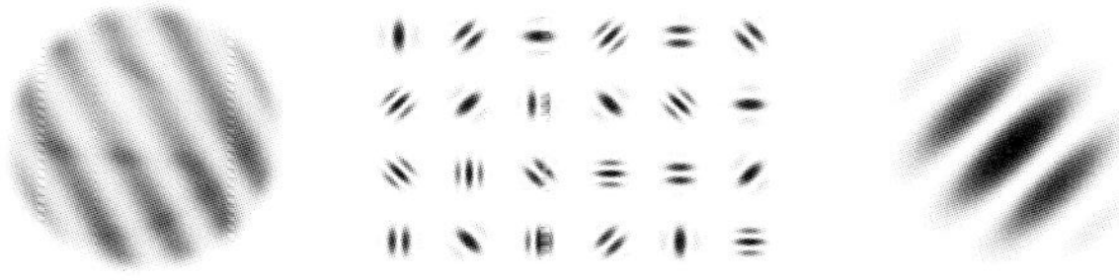

研究に用いられた、ぼやけた縞《しま》状の模様のことです。

アメリカのカリフォルニア大学とブラウン大学が共同で行なった研究では、65 歳以上の高齢者を含め視力向上が確認されました。またカンザス大学の実験でも、近視と老眼の参加者全員の視力改善に効果があったと報告されました。このようにガボールパッチを用いたトレーニングは、世界で唯一、科学的に実証された新しい視力回復法なのです。

そして、2017 年ニューヨーク・タイムズ紙の記事に掲載されて全米で大きな話題となり、それが日本にも紹介されました。このガボールパッチトレーニングが、視力回復だけでなく、脳も鍛えられることから、いま日本でも大人気になっています。

どのように目に作用するの？

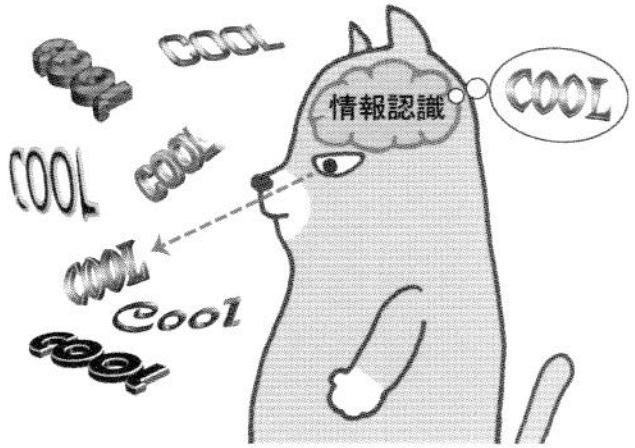

モノが見えることには、眼と脳の働きが連携し、密接に関わっています。眼で見た情報は、脳で処理し映像化され、はじめて認識され「見える」のです。

ガボールパッチは、正弦波縞に 2 次元ガウス関数をかけ合わせる数学的処理で生まれる、明暗に差をつけ、判別しにくくした縞模様です。このぼやけた画像（ガボールパッチ）を見ることにより、脳ははっきりと認識しようとして画像補正を行ない、視覚処理能力（脳内視力）を高めることになるのです。

また、眼のピント調節機能を担《にな》う、眼の周りの毛《もう》様《よう》体《たい》筋《きん》などは、年齢とともに衰えてきます。ガボールパッチを眼で追うことで、これら眼の筋肉が鍛えられ、柔軟性を維持・向上することができるのです。

かんたんに言えば、眼をよくするためには、脳への刺激が必要で、脳を鍛え活性化することで、脳の補正機能と眼のピント機能がアップし、視力が改善、回復するのです。

どんな効果があるの？

ガボールパッチ・トレーニングには次のような効果があります。

❶ 眼のピント調整機能と脳内視力を鍛えることで、文字が見えやすくなり、近視が改善する。

❷ 毛様体筋の柔軟性が維持でき、老眼の進行を抑え、改善が期待できる。

❸ 視点を移動させることで、動体視力や周辺視野の感度が高められる。

❹ 情報をすばやく判断、処理することで、記憶力・判断力が向上し、認知症の予防にも効果がある。

ガボールパッチ・トレーニングのやり方

ガボールパッチ・トレーニングは、図案の中から「同じ絵柄のガボールパッチを探す」というかんたんなものです。明るい場所で、顔から本を40㎝ほど離して見ます。このとき、メガネ（老眼鏡を含む）やコンタクトレンズはつけたまま行なってください。

各設問の答え、指定された絵柄を探すだけでなく、違う組み合わせのものを探してもOKです。図案全体をながめて、眼球をなるべく動かしながら眼で追うようにして見ると、3D立体視と同様に、眼の毛様筋も同時にストレッチすることができてより効果的です。さあ、さっそく、9ページからのトレーニングにチャレンジしてみましょう！

3Dと眼筋運動で視力を取り戻そう

昔々、筆者が中学２年生のとき、いきなり近眼になりました。１分前までふつうに読んでいた本が、顔から 10 センチの距離まで近づけないと読めなくなり、焦《あせ》りました。

無謀にも私は、自分で近眼の治療法を考えようとしました。図書館の図鑑や医学書を調べまくり、眼が悪いのは眼筋の働きが悪くなるからだというところまではわかりました。

眼筋にもいろいろありますが、要するに眼を動かす筋肉です。筋肉が働かなくなったのなら、筋力トレーニングをすればよいではないか、というのが数日かかってたどり着いた結論でした。

しかし眼筋をどうやって鍛えたらよいのか、さまざまな方法を自分で考えて試しました。真剣に、いや必死にやりました。失敗したら大嫌いなメガネと生涯付き合わなければならないのですから。

そして、その努力は報《むく》われ、２週間足らずで視力は元の 1.2 に戻りました。われながらよくそんなことができたと、いま頃になって感心しています。

ともあれ、筆者はそのときから現在に至るまで、視力回復運動を改良し続け、そのおかげでいままで一度もメガネを持つことも、お世話なることもありませんでした。

ステレオグラム

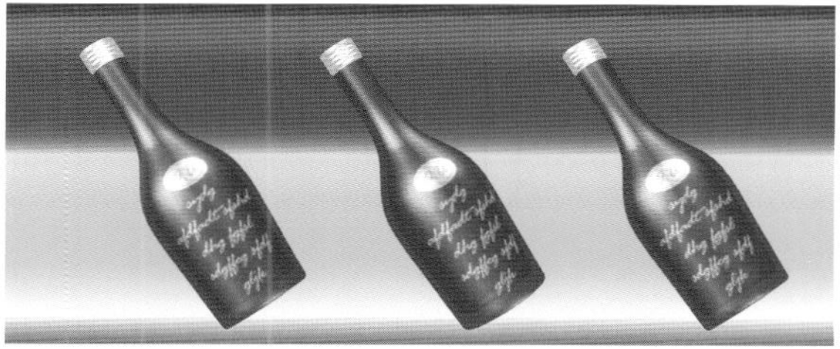

交差法　平行法

30 代で裸眼立体視に出会ったときも、ショックを受けました。２枚の立体写真が見られるようになるまで、まる３日かかりましたが、そのときの嬉しかったこと！一生忘れられません。

その裸眼立体視が、私がずっと行なってきた視力回復運動にとても役立つことがわかったのも、大きな驚きでした。平行法と交差法で見ることで、視力回復運動と同じ効果が得られたのです。

さらに本書には新たに加わったガボールパッチがあります。これらのパターンをくり返し見ることで、視力向上がさらに容易になると思います。ステレオグラム、ガボールパッチ、そして本書掲載の「かんたんな視力回復運動」によって、読者の皆さまの視力が大きく向上されることを願ってやみません。

ステレオグラムと裸眼立体視

人間には眼が二つあります。両眼の距離はおよそ6.5cmあり、右眼と左眼では見たものの角度が多少異なります。この角度の差を視差《しさ》といい、視差によって左右違って見えるものが、脳で統一されて立体として認識されるのです。

右図を見てください。黒い矢印はふつうにものを見るときの視線で、両眼の視線は対象物の上で一致しています。

青い矢印は平行法で立体視するときの視線、赤い矢印は交差法で立体視するときの視線を表しています。

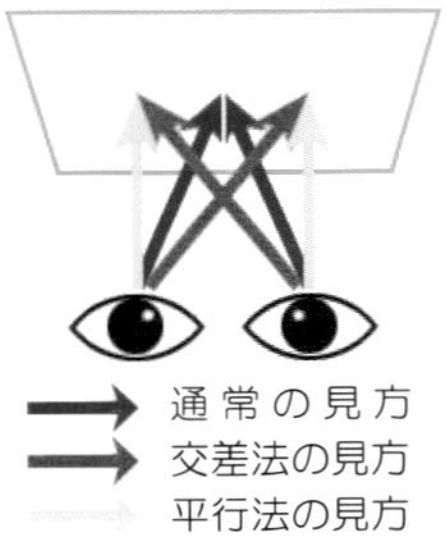

ステレオグラムの始まりは、19世紀に写真機が発明された直後から、立体写真として始まりました。ただし本書で扱うのは、ステレオスコープなどのレンズや器具を使うのとは異なり、自分の眼だけで行ないます。それを裸眼立体視といいます。

裸眼立体視には平行法と交差法の二種類があり、原理は同じですが、まったく裏返しの方法です。

上図の青い矢印の平行法では視線を平行に保ち、両眼で見る場所を左右別にします。

赤い矢印の交差法では、視線を交差させることで、平行法と同じく両眼の見るところを左右別の場所にします。

このように両眼で見る場所は、平行法と交差法ではまるで反対の場所になるので、平行法用の絵や写真を交差法で見ると、浮き上がって見えるはずのところが引っ込んで見え、引っ込むはずのところが浮かび上がって見えます。交差法用の絵を平行法で見ても、同じように逆になります。

平行法では眼筋を緩めることで視線を平行に保ち、交差法では逆に眼筋に力を入れ、寄り眼にすることで視線を交差させます。このような平行法と交差法を交互に使うことで、眼筋におよぼす力を強めたり緩めたりして、眼筋を活性化させ、視力回復に役立たせます。

本書には平行法、交差法、ガボールパッチの三種類の絵が掲載され、それらをくり返し見ることで視力の向上が期待できます。

また本書の平行法の絵には、立体視するといままで見えなかった絵柄が浮き上がる「浮き出し画」と、見えているものすべてが立体に変わる「行列画」の二種類がありますので、その違いもお楽しみください。

平行法の見方（アイ・マークを使った見方）

本書の絵の上にアイ・マーク●　●（色はさまざま）のあるページを開いてください。二つの●　●を眼の前5cmに置きます（1図）。当然ピンボケになってはっきり見えませんが、決してピントを合わせようとせず、ピンボケのままにしておきます。

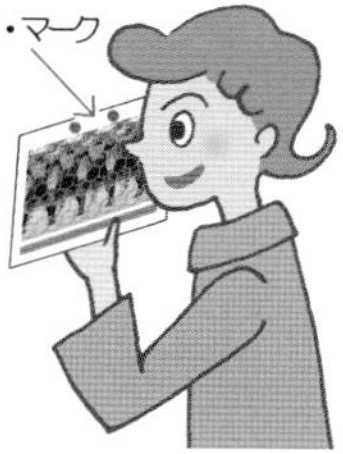

1図

その状態で本書をゆっくり顔から離して行くと、視野の左右の外側から新たな●が入り込んできて、●　●　●　●のように四つに見え、さらに顔から離すと、四つが互いに近づき、●　●●　●のようになります。持った本書の手をいっぱいに伸ばすと、アイ・マークの間隔はこれ以上狭まらない、というところまで来ますので、真ん中二つの●●にほんのちょっとピントを合わせてみると、真ん中二つが重なってしまい、●　●　●のように三つになります。

三つのうちの真ん中のアイ・マーク●にしっかりピントを合わせ、その●がはっきり見えたら、その下の絵のほうに視線を下ろしてください（3図）。何かが浮かび上がって見えるはずです。

もう一つ別な見方。

本書を手に持ち、アイ・マークのあるページを眼の前10cmのところに置き、本を通り越して部屋の向こうの壁を見つめます（2図）。二つのアイ・マークは眼の前にありますが、向こうの壁を見ているので、●　●はピンボケ状態です。

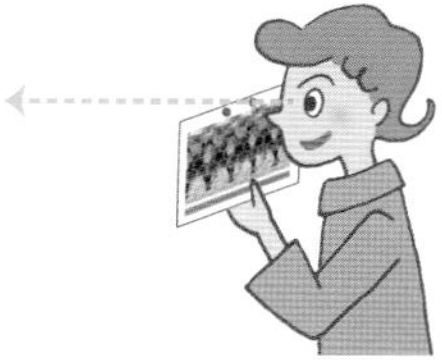
2図

ピンボケ状態を保ったまま、向こうの壁を見ながら意識を●　●に向けます。見るのは向こうの壁、意識はアイ・マークの上で、二つのアイ・マークにそれぞれずれて●　●　●　●のように、四つに見えます。その状態で本を顔から離して行くと四つのマークが近づきあって、●　●●　●のようになります。そのときに真ん中の二つにピントを合わせると、●　●　●のように真ん中二つが重なって、三つになります。その三つの状態を保ったまま絵を見てください（3図）。今まで見えなかった何かが浮かび上がってくるはずです。

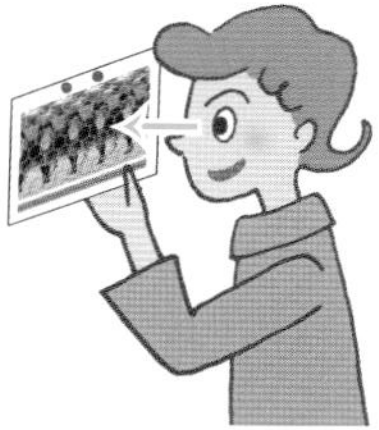
3図

交差法の見方

本書の交差法のページを顔から50cmほど離して開いてください。そして眼の前20cmのところに指を立て、その指先を見つめます（1図）。そうすると、絵の上の二つのアイ・マーク▼（色はさまざま）が四つになり、▼　▼　▼　▼のように見えます。そのまま指を顔から離し、ゆっくり本書に近づけて行くと、四つのアイ・マークの真ん中二つが重なり、▼　▼　▼のように三つになります。

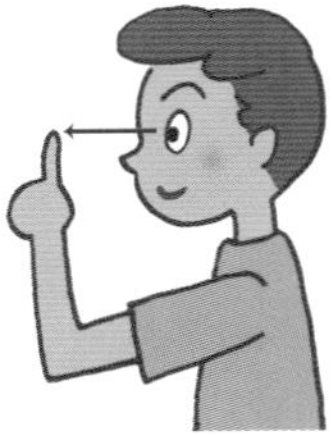

1図

そして真ん中の▼だけが本から浮き上がって、指と同じところに来てしまいます。

そこで真ん中の▼を見ながら指を下げ、視点を下の絵のほうに持って行くと、いままで平面だった二枚の絵（2図）が三枚になり、真ん中の絵だけが立体に変わっているのです（3図）。

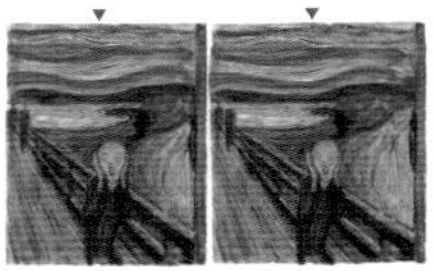

2図

⇒

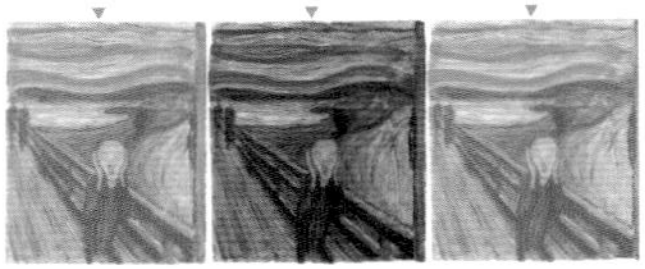

3図

もう一つ別な見方。

6ページでも書きましたように、交差法では視線が寄り眼となって交差するので、右の眼では左の絵を見、左の眼では右の絵を見ることになります（4図）。平行法とは裏返しでしたね。

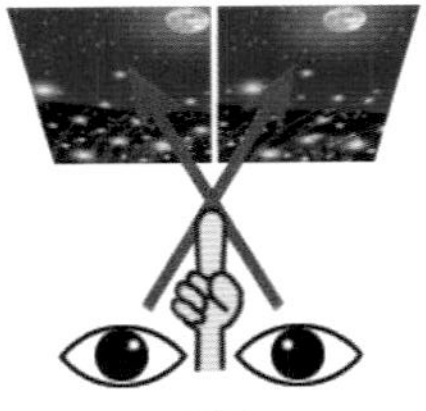

4図

今度はその見方を逆にして見ます。（5図）のように、指を絵の上のところに出し、その指先を見つめます。指先を見つめたまま、指をゆっくり顔のほうへ近づけて行きます。すると左の説明と同じように、二つあるアイ・マーク▼　▼がずれて▼　▼　▼　▼のように四つになります。

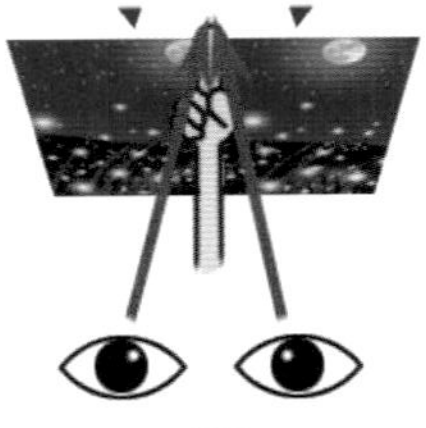

5図

そのまま指を顔に近づけると、四つのマークのうち真ん中の二つが重なって、▼　▼　▼のように三つに見えます。しかも真ん中の▼がページから浮き上がって、指と同じ高さに見えます。視点を絵に移すと、（3図）のように絵が三枚に見え、真ん中の絵が立体になって見えるのです。

この中にアルファベットでない文字や記号がまぎれ込んでいます。
すべて見つけてください。

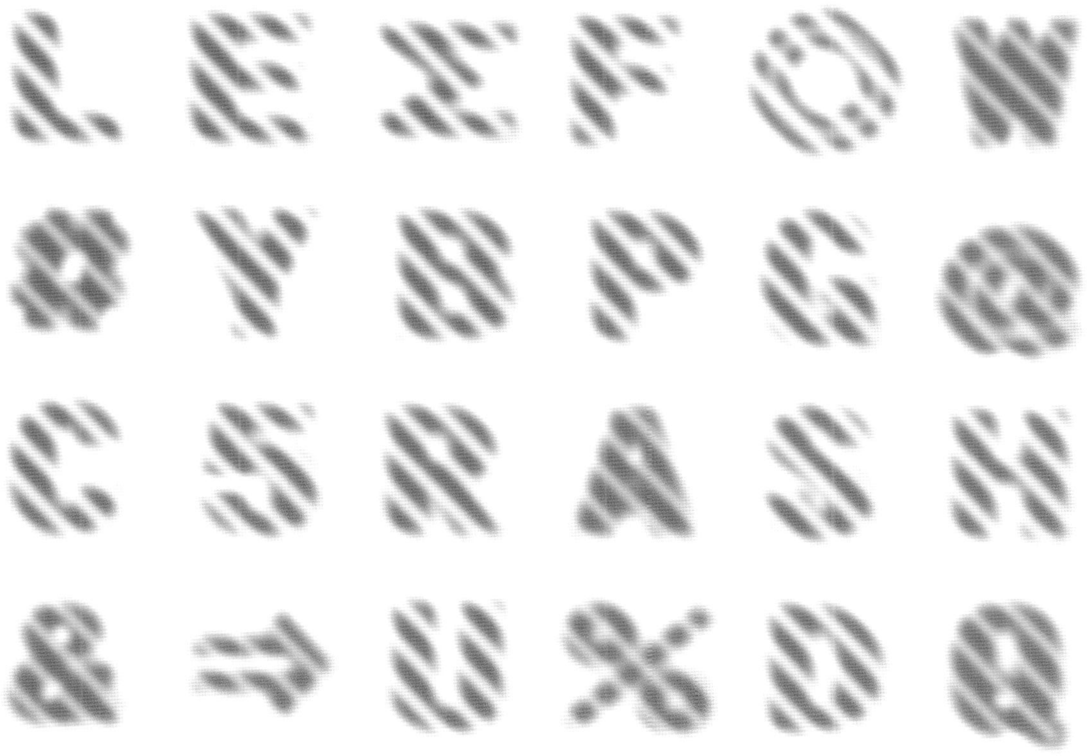

チェスのコマです。キングとクイーン、どちらが多いですか？
高さがみな同じなので、注意してね。

キング　クイーン　ビショップ　ナイト　ルーク　ポーン

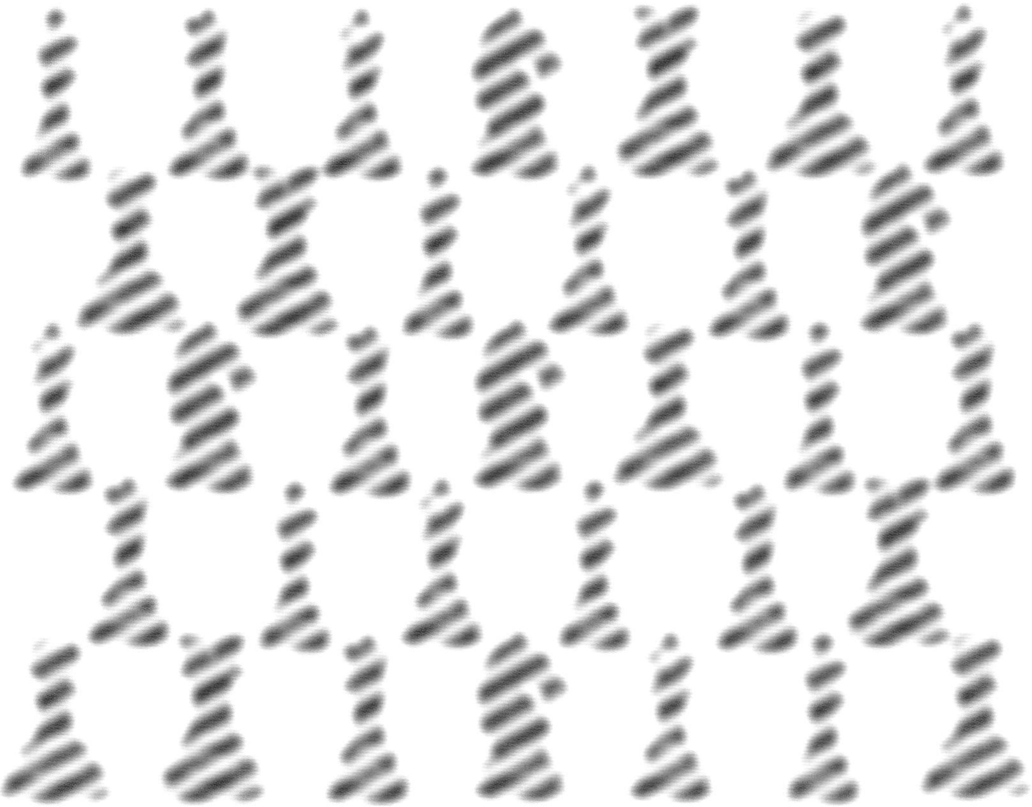

6種類の硬貨のうち、何円玉がいちばん数が多いでしょう?

500 100 50 10 5 1

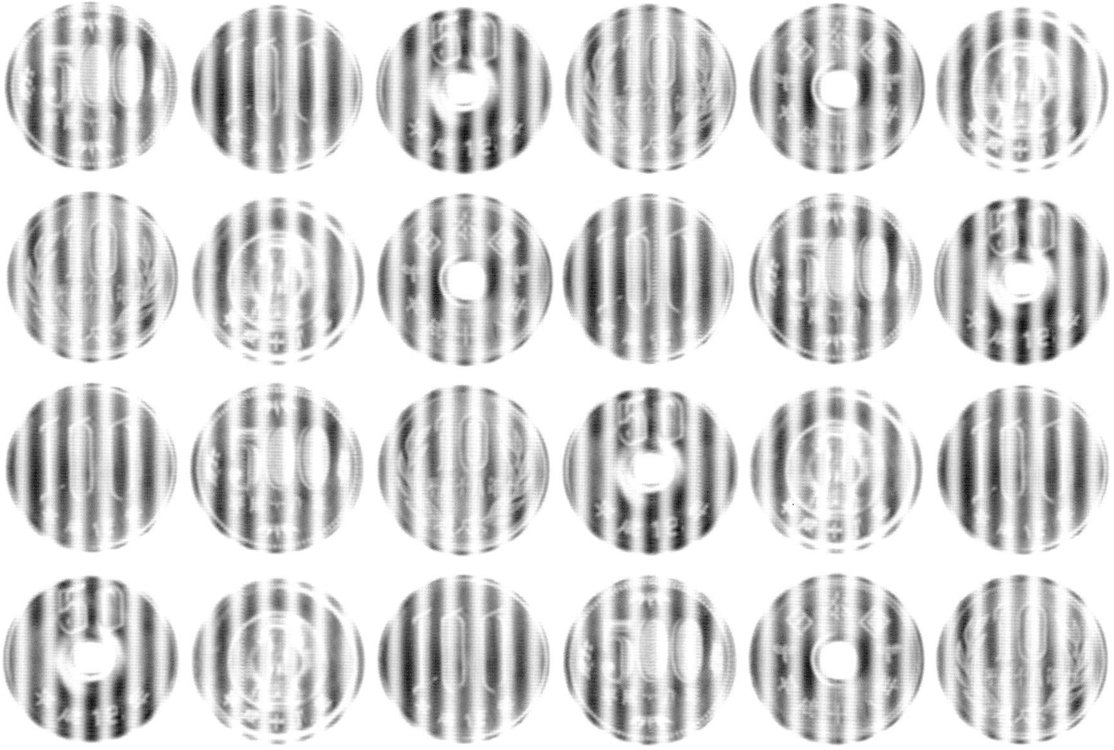

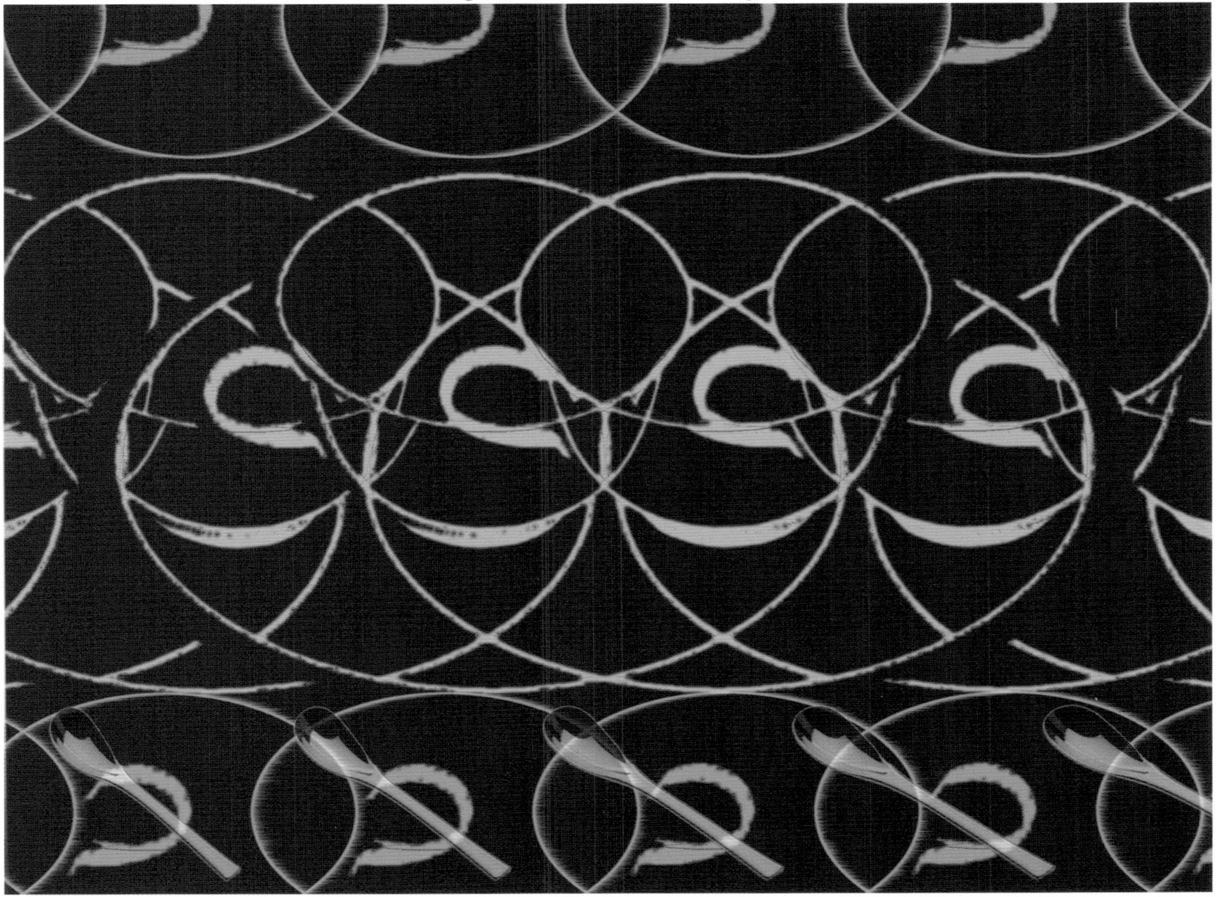

ハブ・ア・ブレイク　お熱いうちにどうぞ

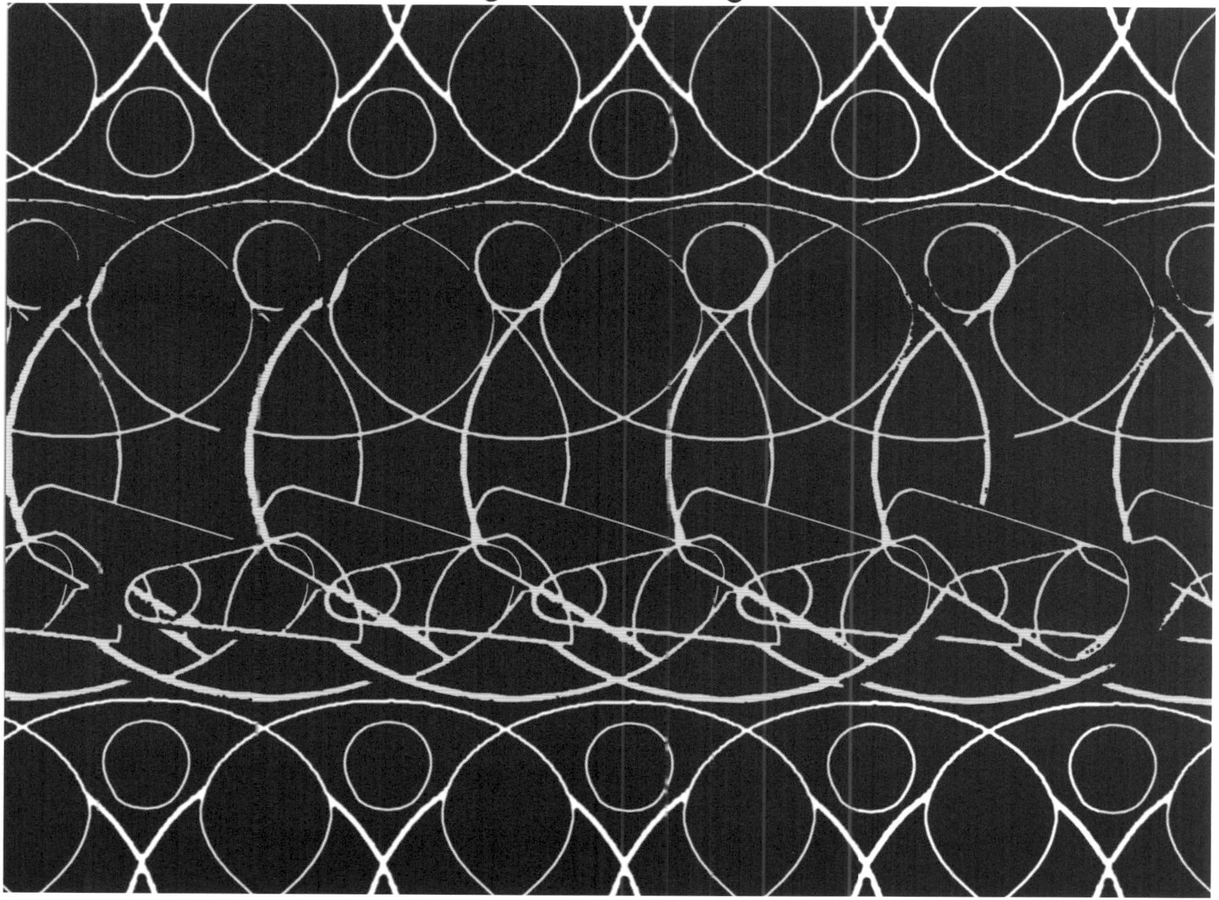

茶器　ま、ま、座って一服

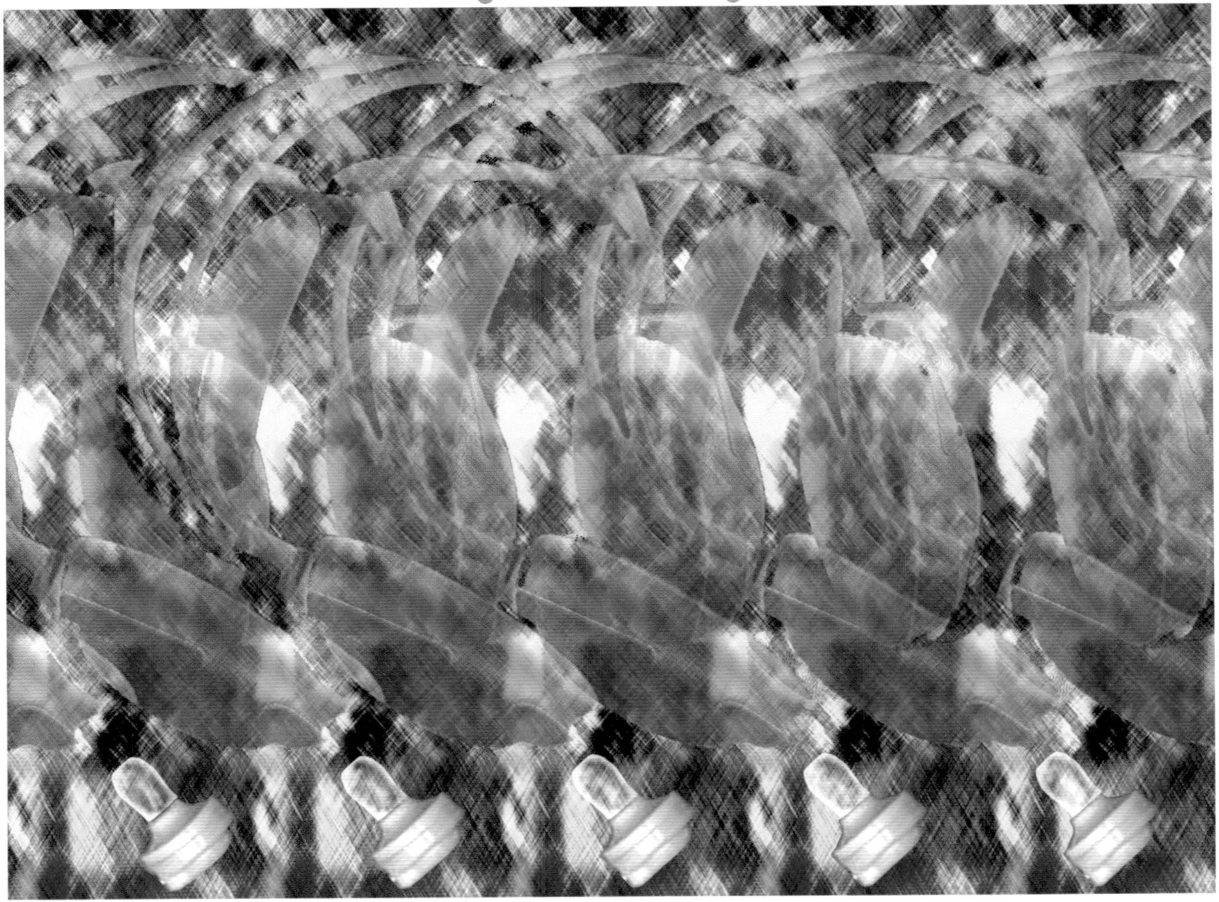

独り聴く　音質最高！

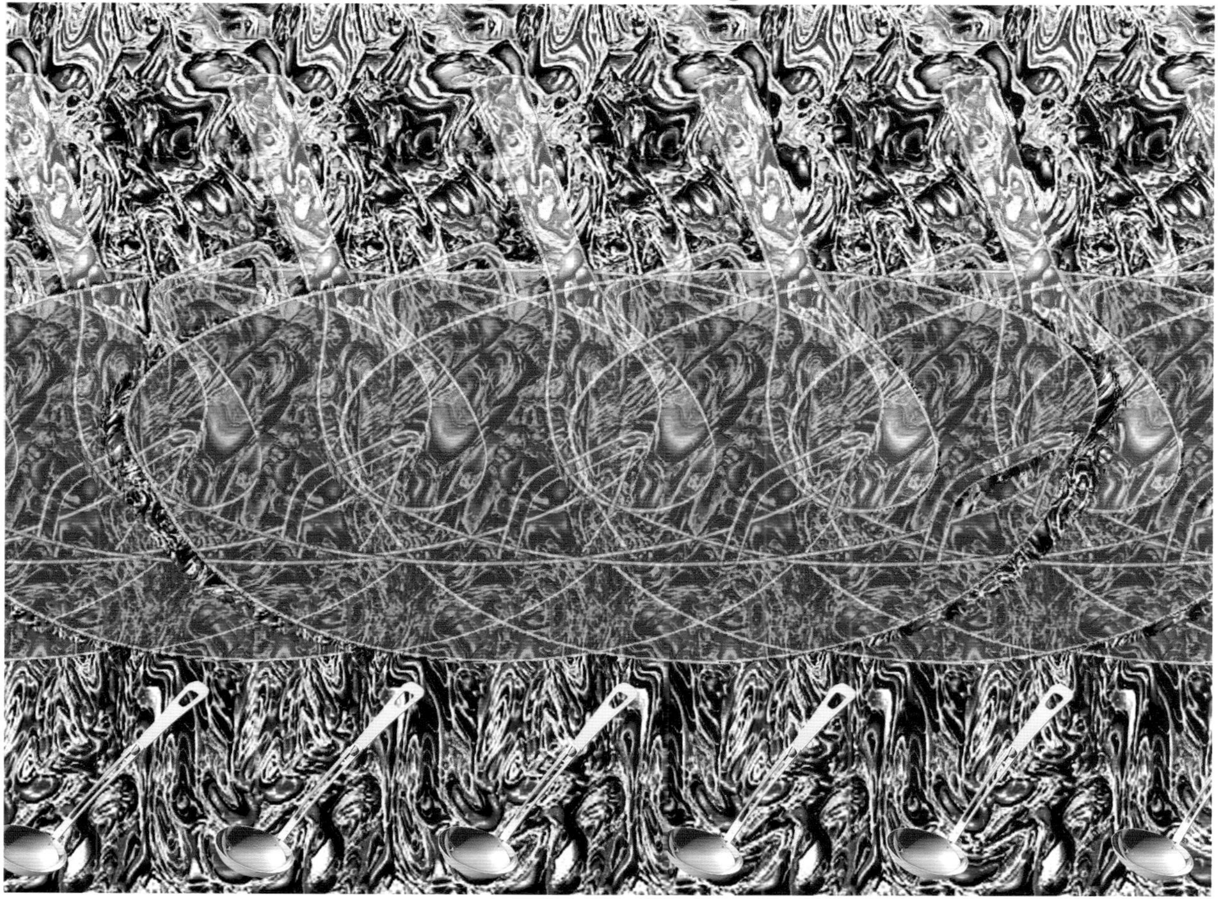

火力が大事　炒飯《チャーハン》ならこれで

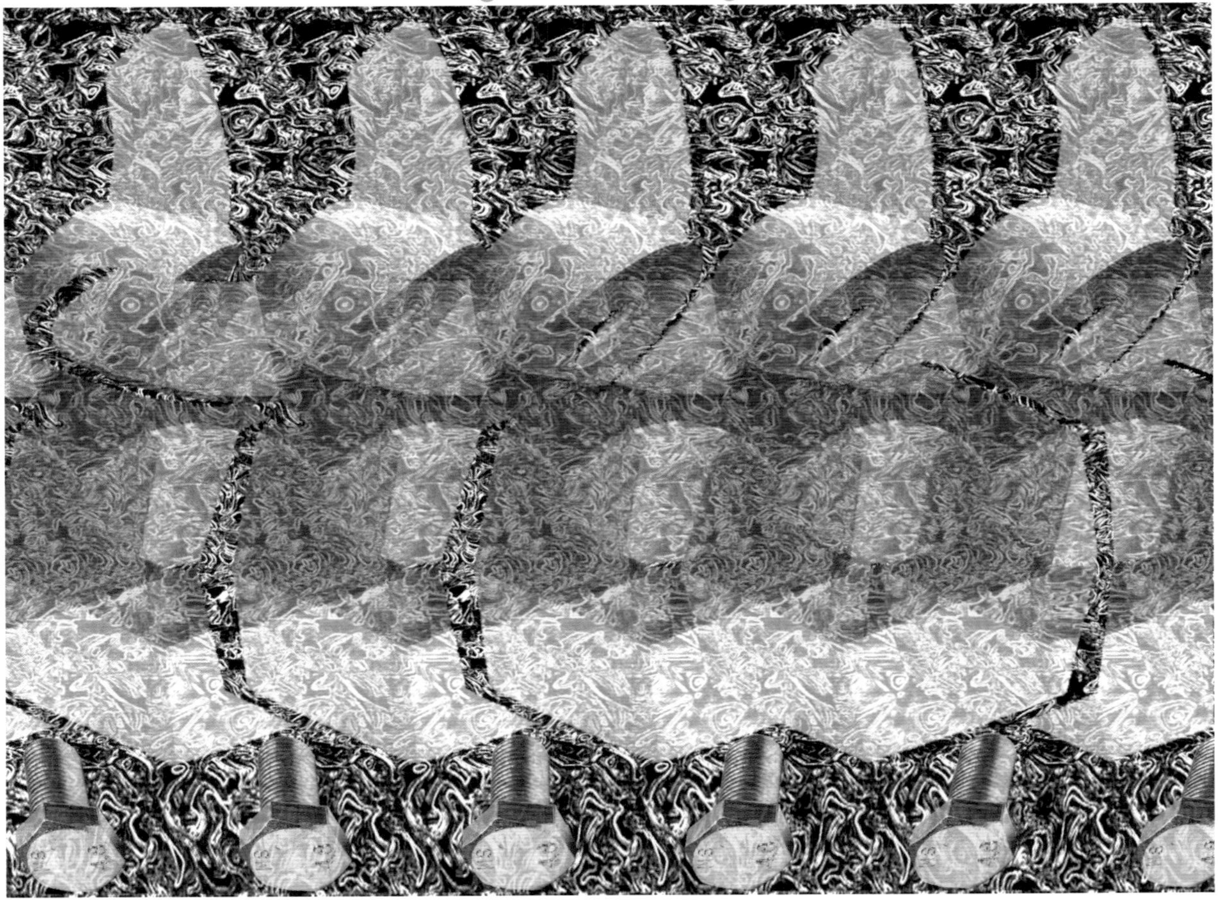

回して締める　受け入れ側です

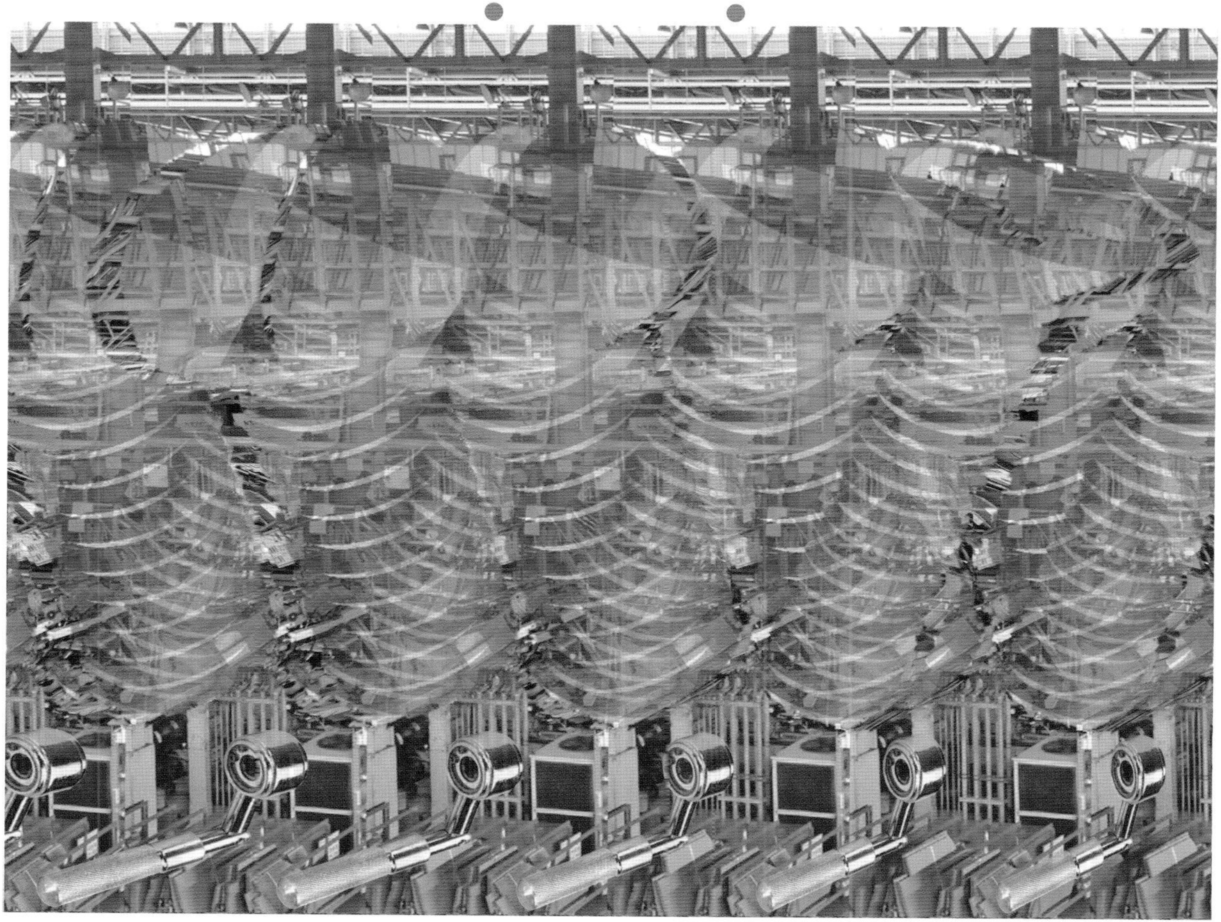

プラス・マイナス　山あり谷あり

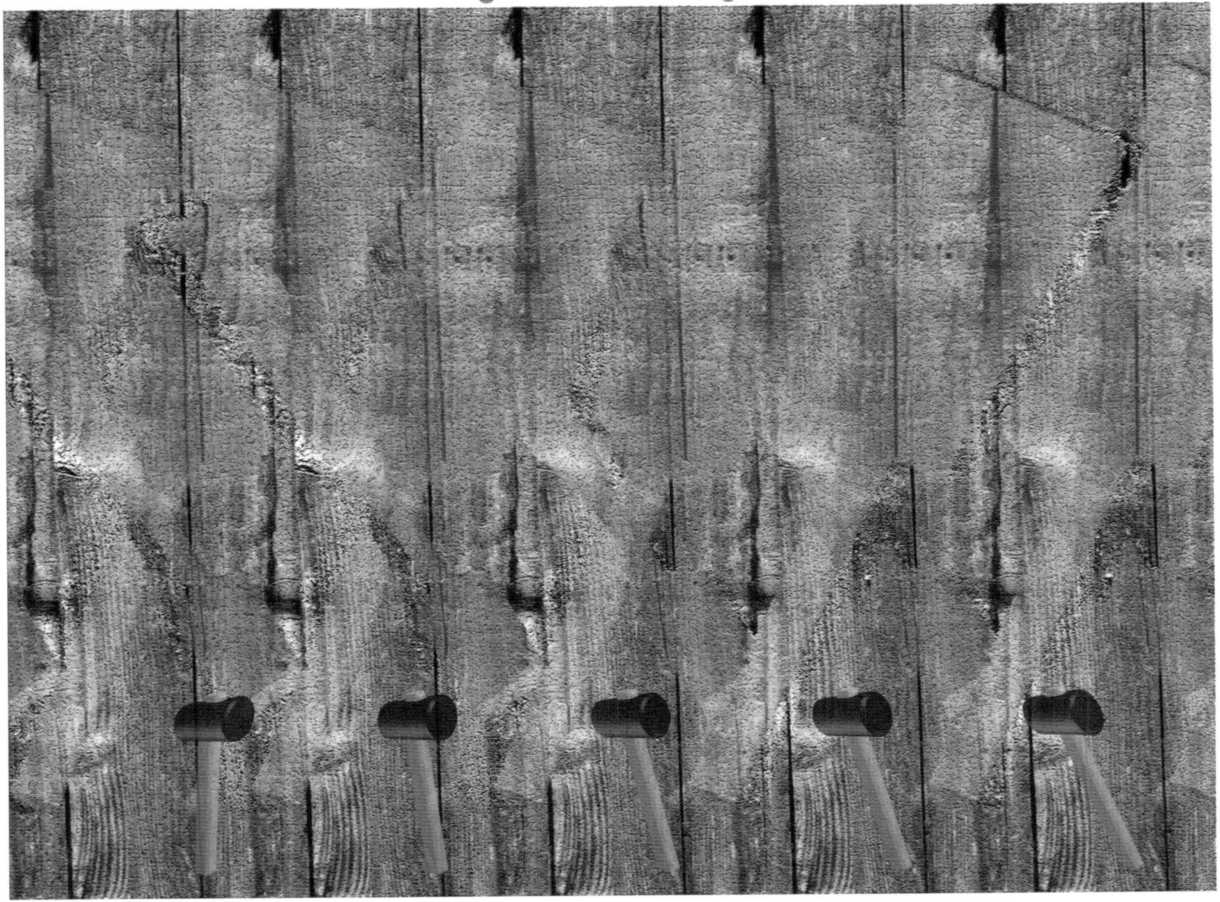

大工道具　切るのと、彫るのと

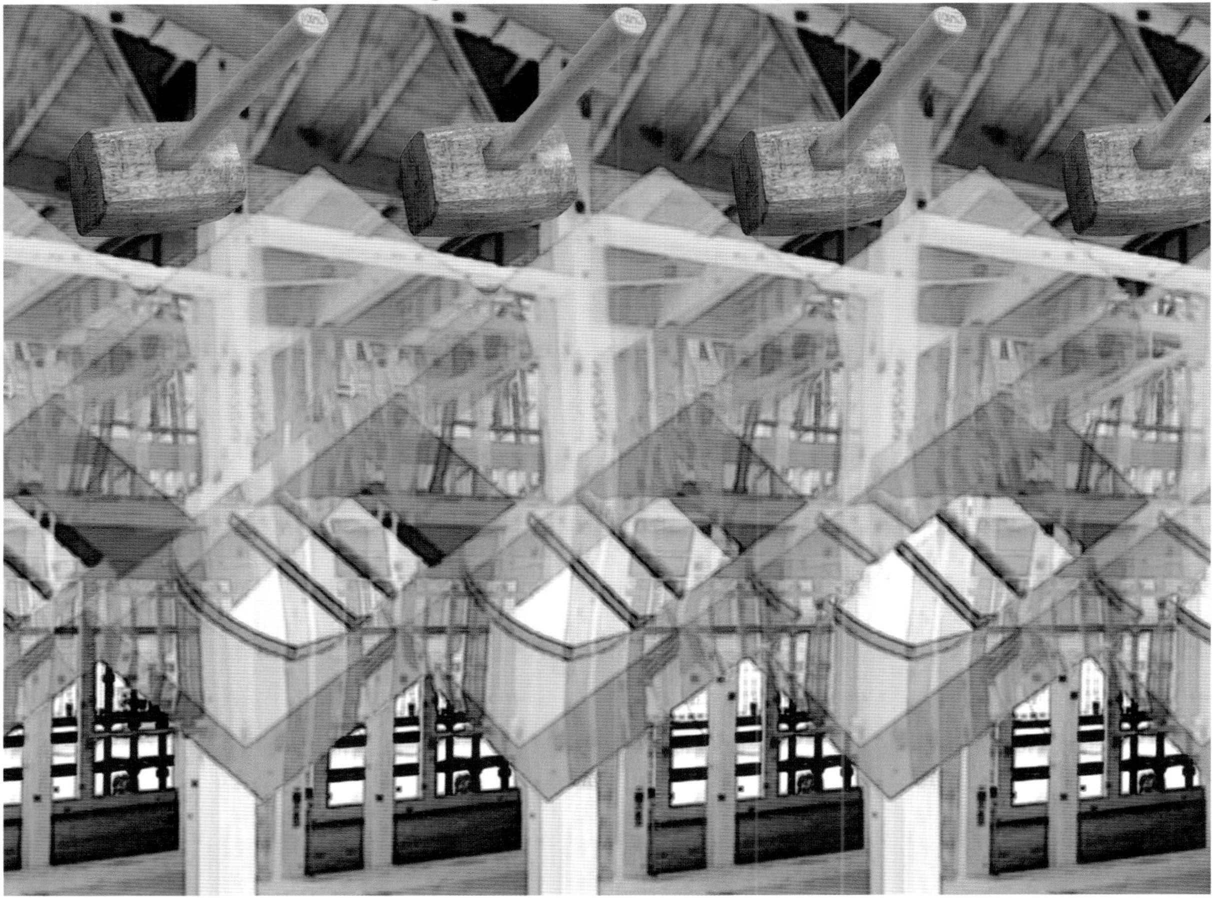

大工道具 2　平らにします

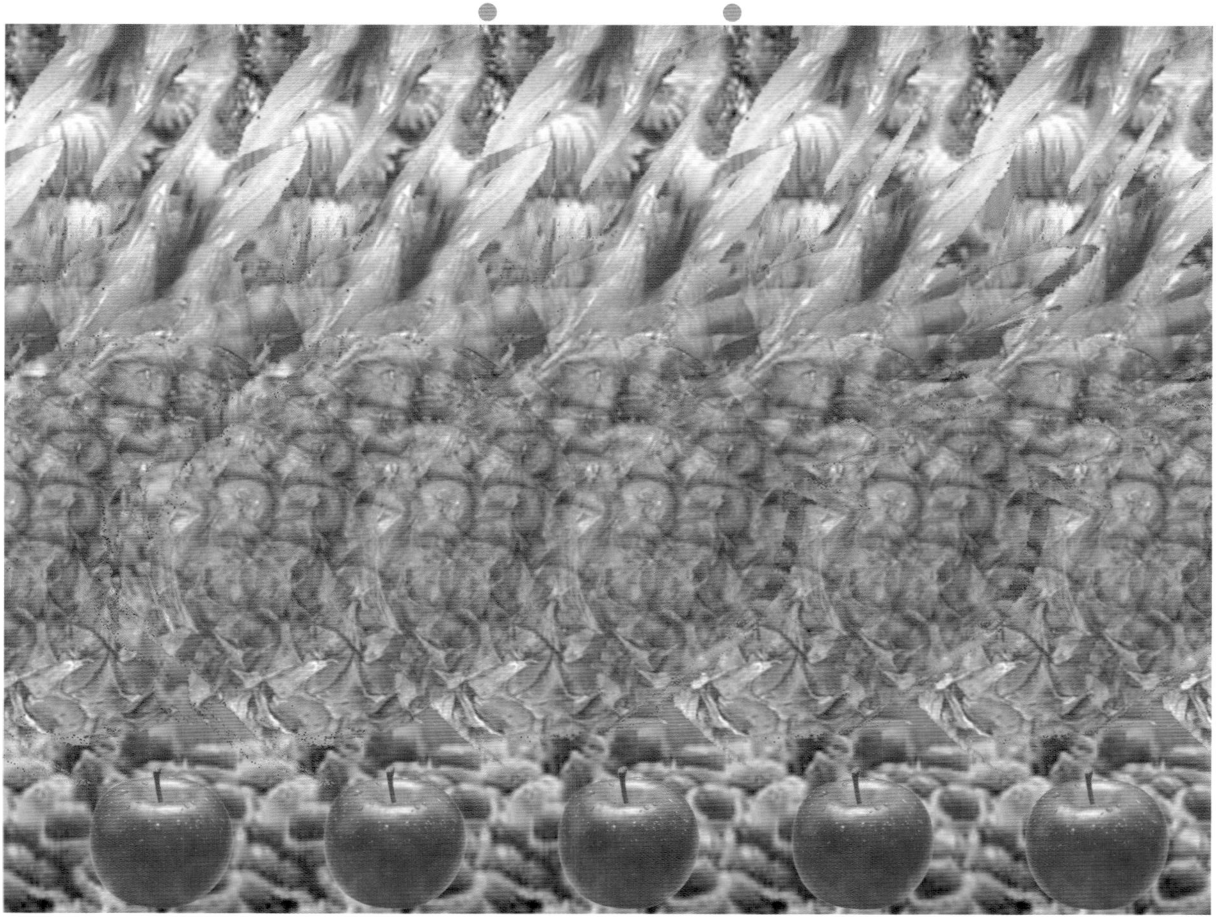

アップル？　缶詰にもなります

かんたんな視力回復運動 その1 まずは基本的な眼球の運動です。

1図は眼球の左右と上下の往復運動です。思い切り左か上を見、次いで反対側を見る。これを何度もくり返します。左右と上下を交互に行なったり、あるいはランダムに混ぜたりしても構いません。

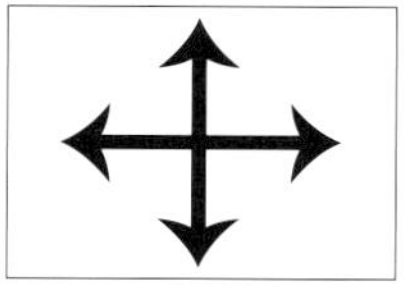
1図

2図は視野の中を四角く移動します。どちら回りでも構いませんが、何回か回ったら次は反対回りをしてください。

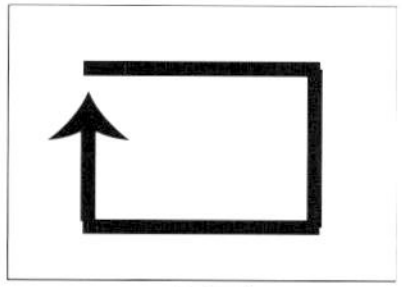
2図

3図はZ運動です。上部を左右に移動したら、斜め下に移り、また横に移動します。終点まで行ったら、いまの道筋を逆にたどって元に戻ります。これも何回か行なったら、今度は逆方向をたどります。逆方向とは、斜め線が反対の向きになることです。また、8の字になるように動かしてみるのもよいでしょう。つまりここでは横と斜めという、異なる向きの運動をするわけです。

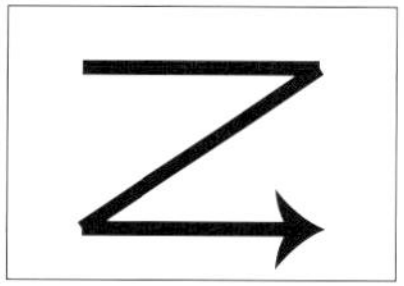
3図

4図は円運動です。どちら回りでも構いません、好きな方向にぐるぐる回った後、また逆方向に回るのも忘れずに行なってください。

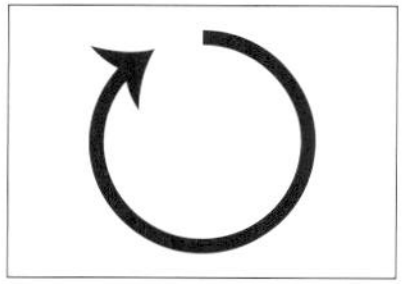
4図

以上、4種類の運動は、ゆっくりでも急いでも、好きな速さで行なってください。ただ、1図以外の運動は、一方向の運動をしたら、必ず逆方向の運動も行なうことを忘れないでください。

人間の体はほぼ左右対称《シンメトリー》になっています。体のほとんどの部位は、左右均等に造られています。このような眼筋運動でも、片方に偏る動きばかりしていると、体のバランスが崩れるもとになります。眼球以外のどんな運動でも、左右が均等になるような動きをすることが大事なのです。

以上の運動は、一日中いつどこでも思い出す度に行なってください。ほんの少しやったらすぐやめて構いません。とにかく思い出すたび一日何回でも、回数をやることが大事なのです。

これがノーベル物理学賞を受賞した科学者の
オリジナル・パッチです。
上段いちばん左のパッチと同じものは、全部でいくつありますか？

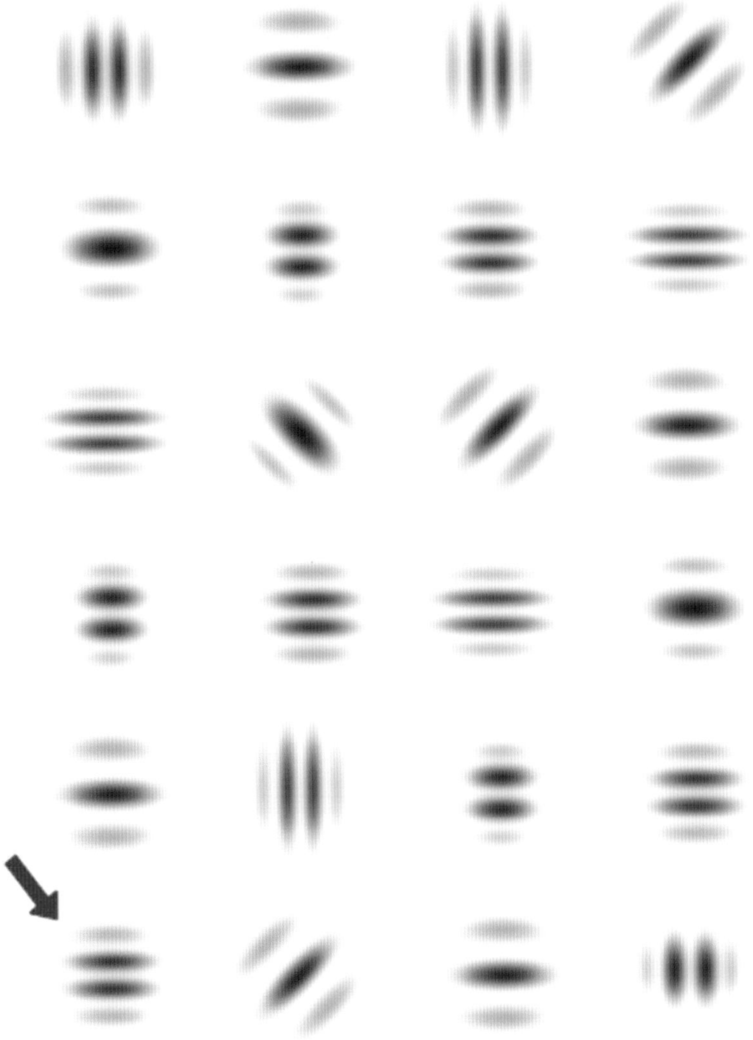

座っているネコと寝転んでいるネコは何匹ずついますか?

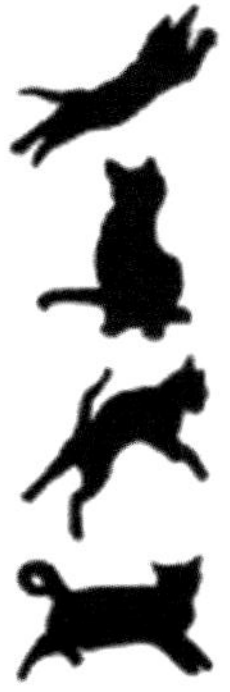

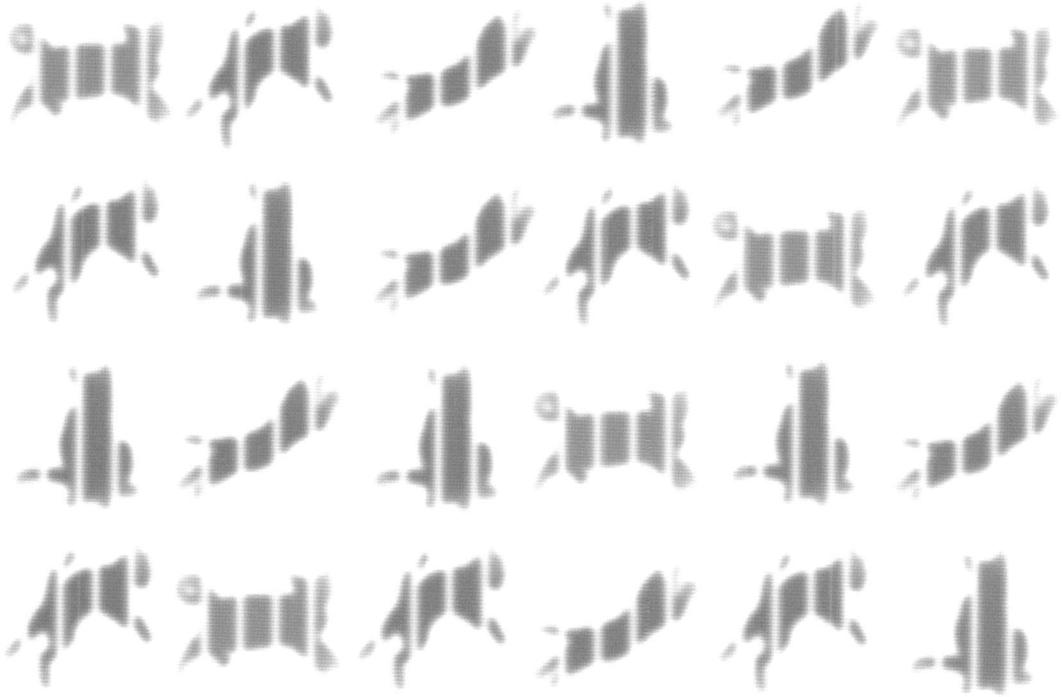

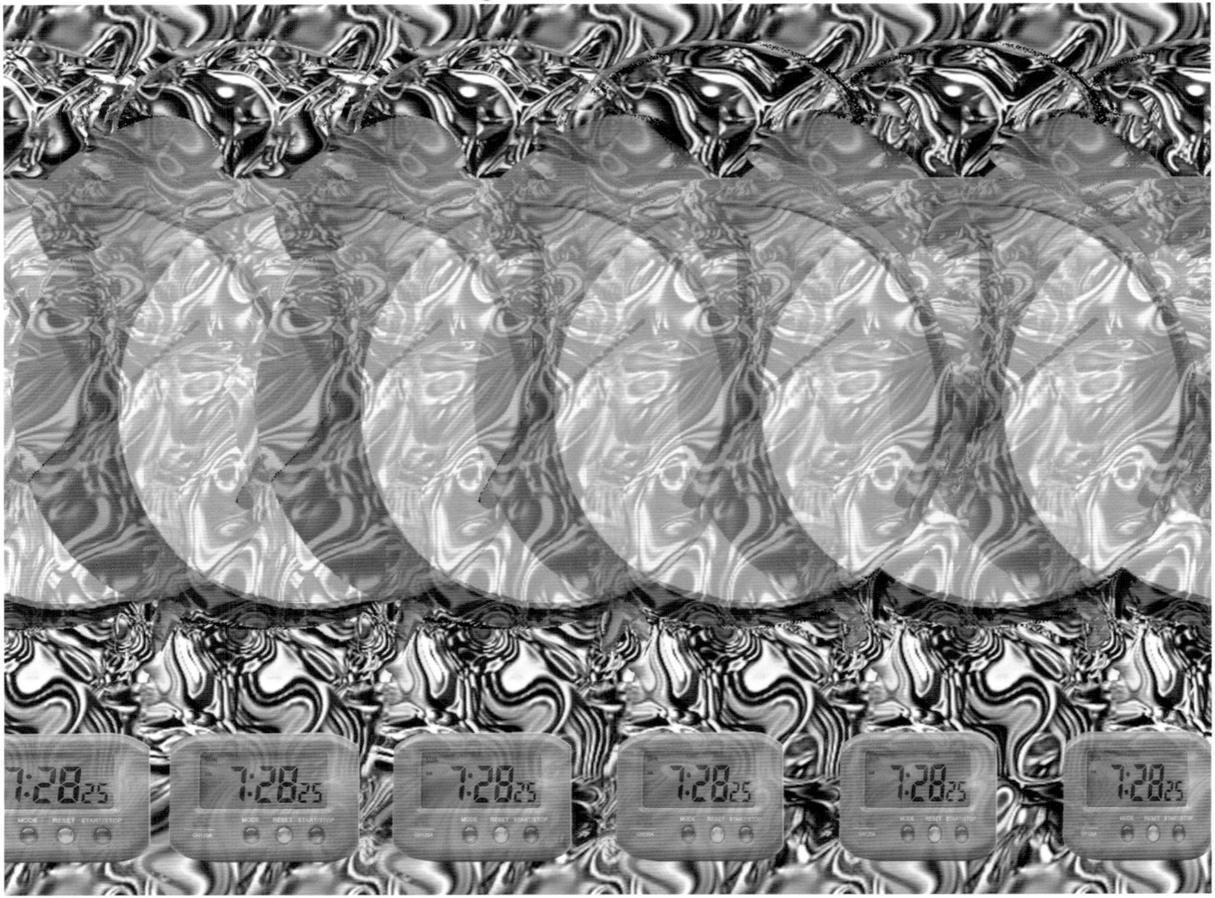

朝だよー！　最近はデジタルばかり

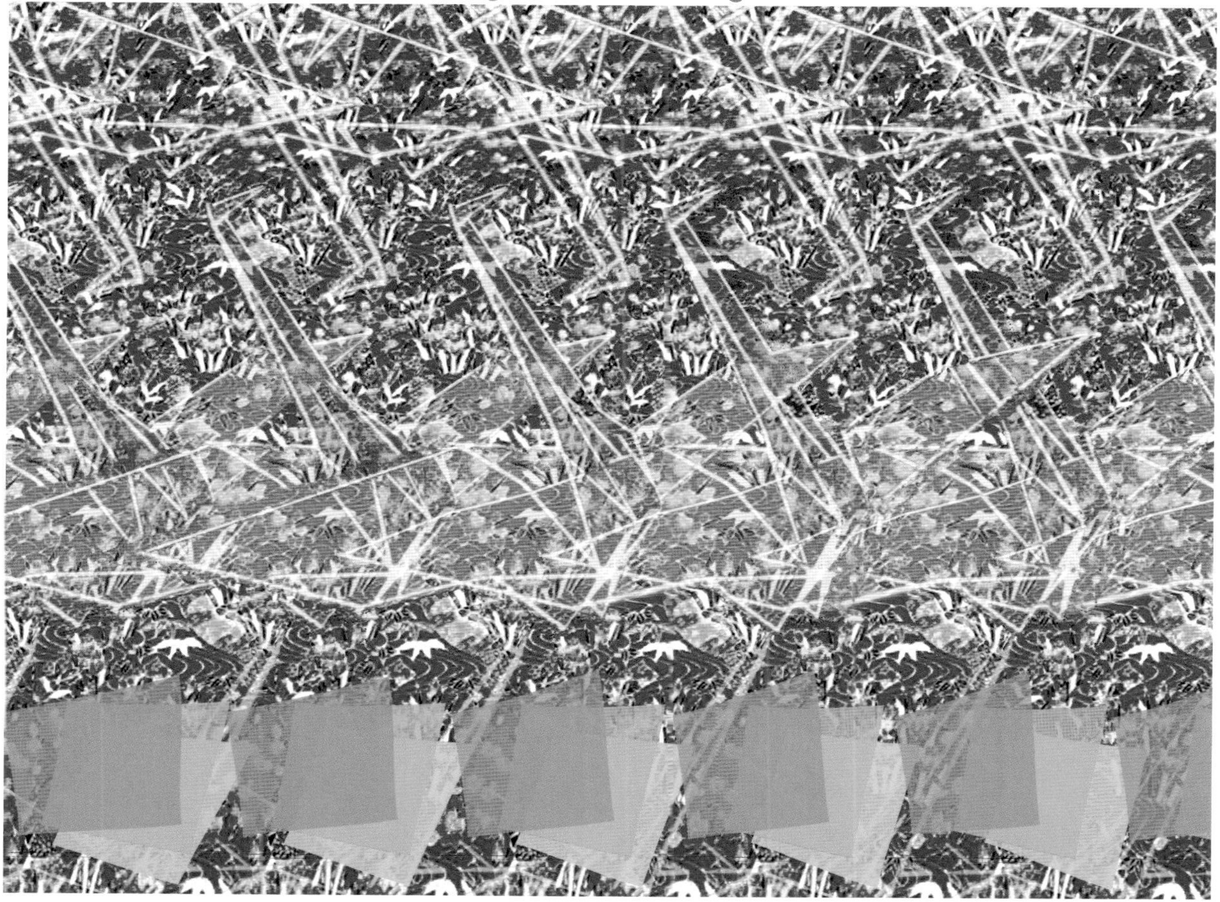

羽ばたけ　いまや世界の遊びです

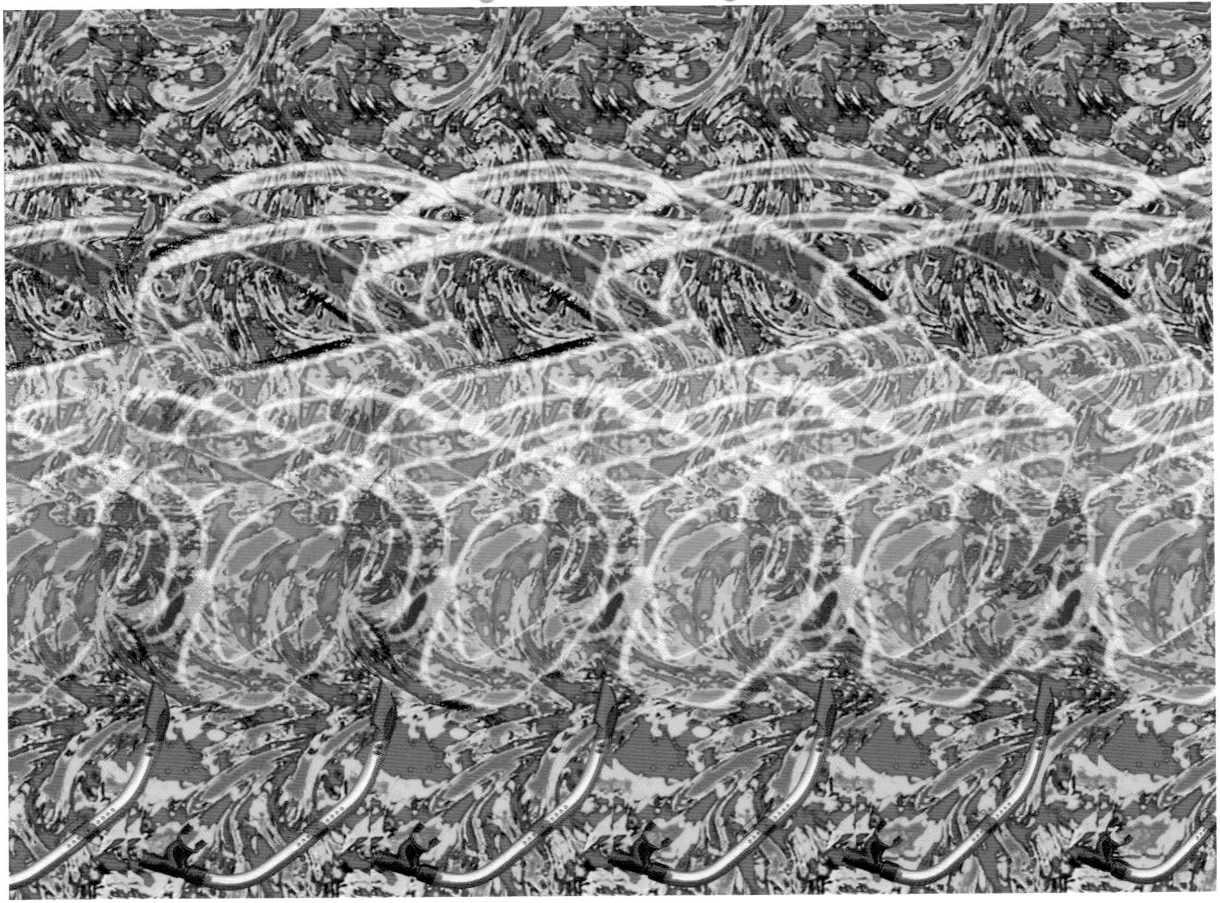

ダイビング用　いざ、沈黙の世界へ！

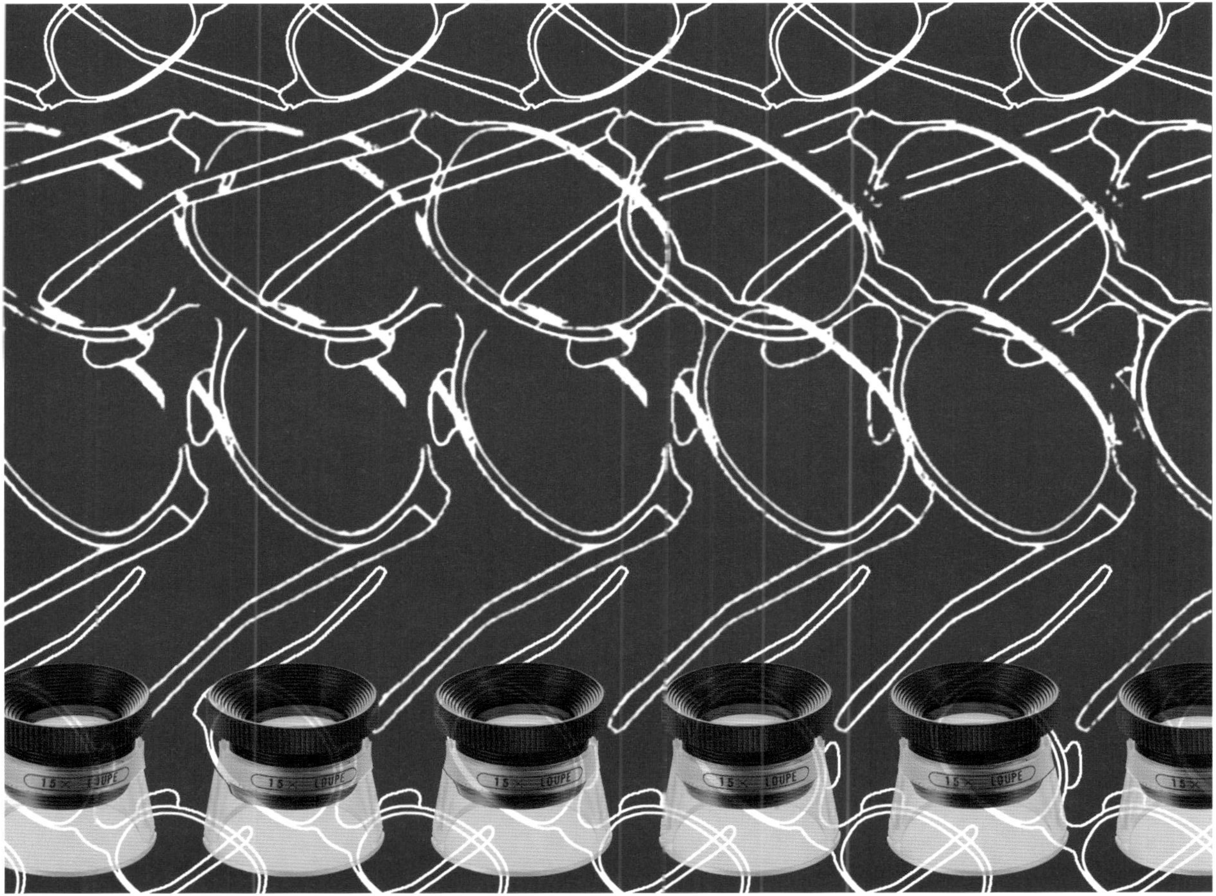

老、乱、近、遠　お洒落《しゃれ》にも使います

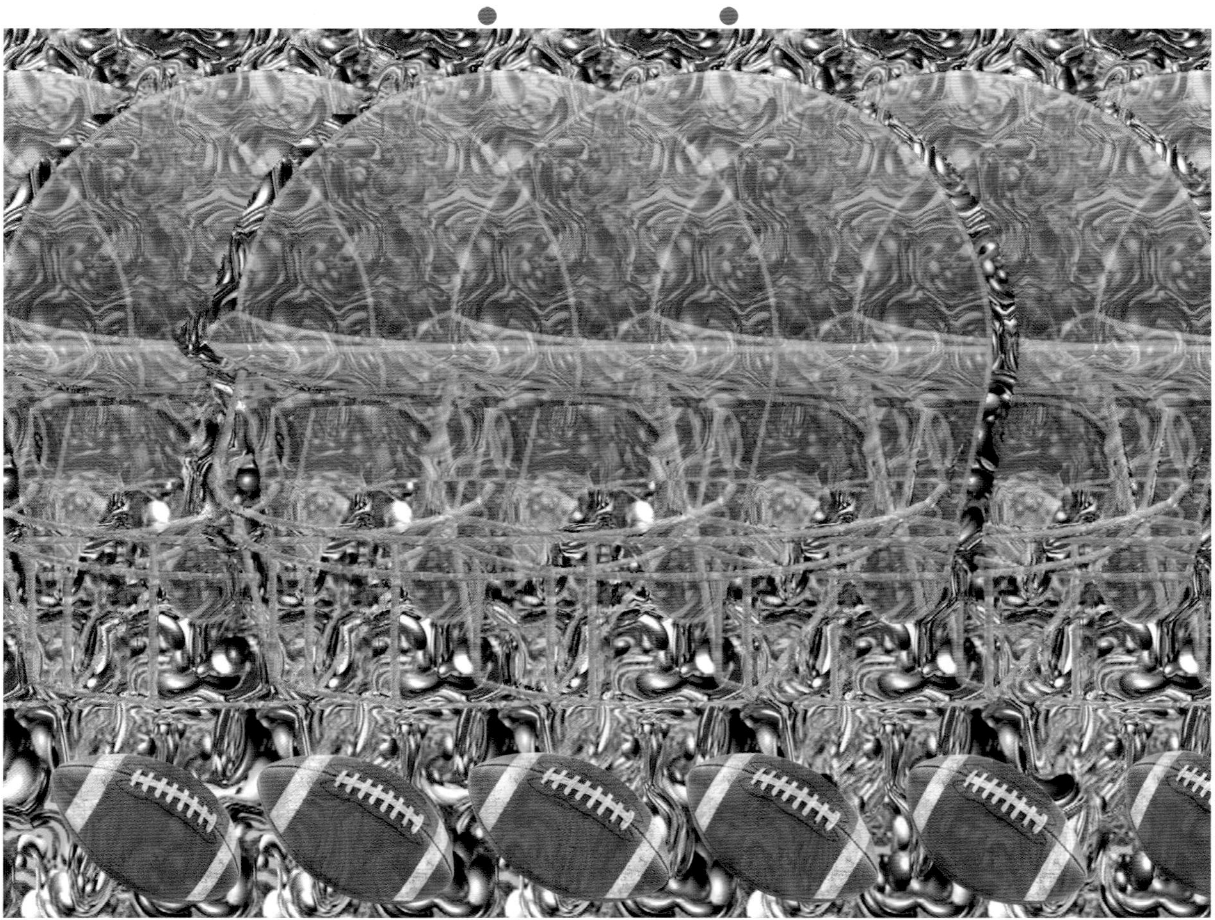

防具　危険防止

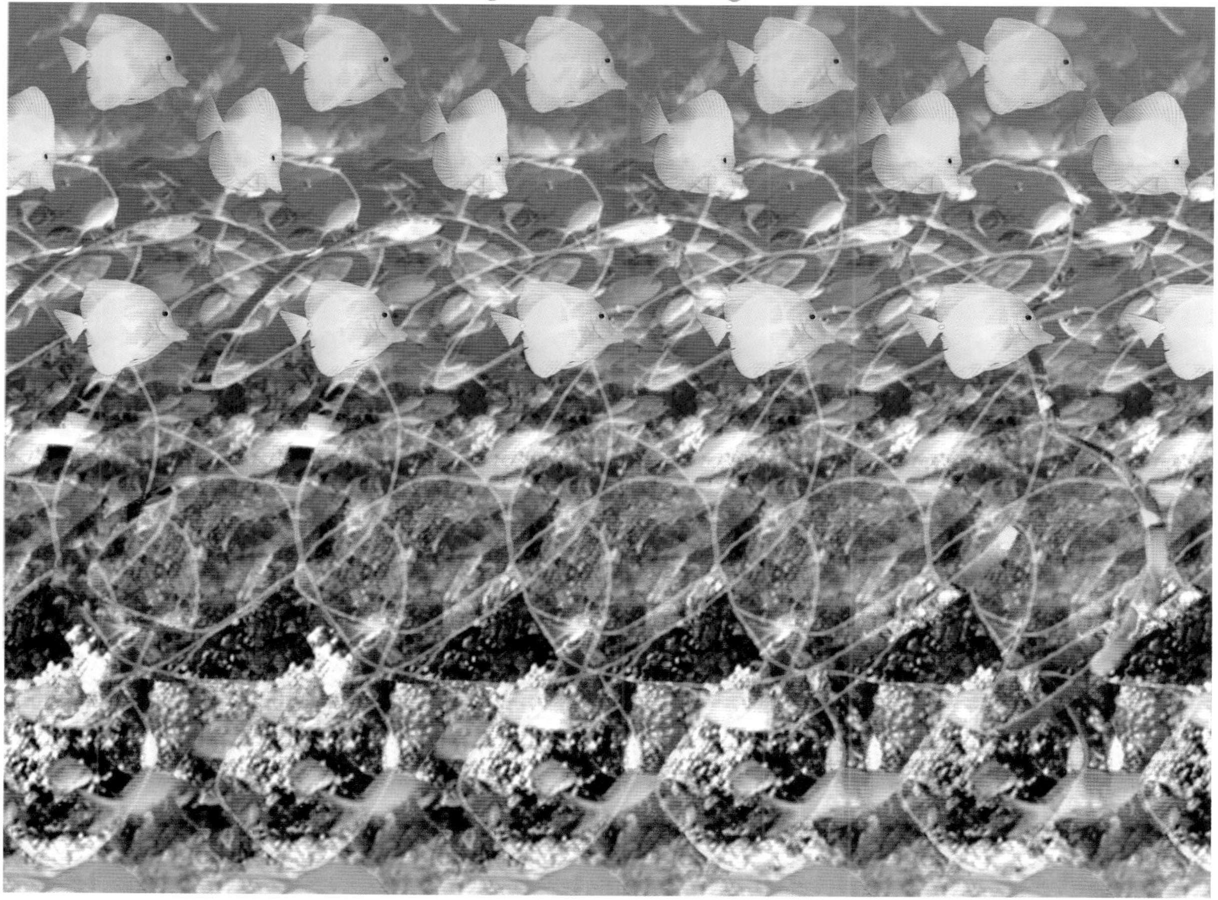

海の重量級　泳ぎは軽快

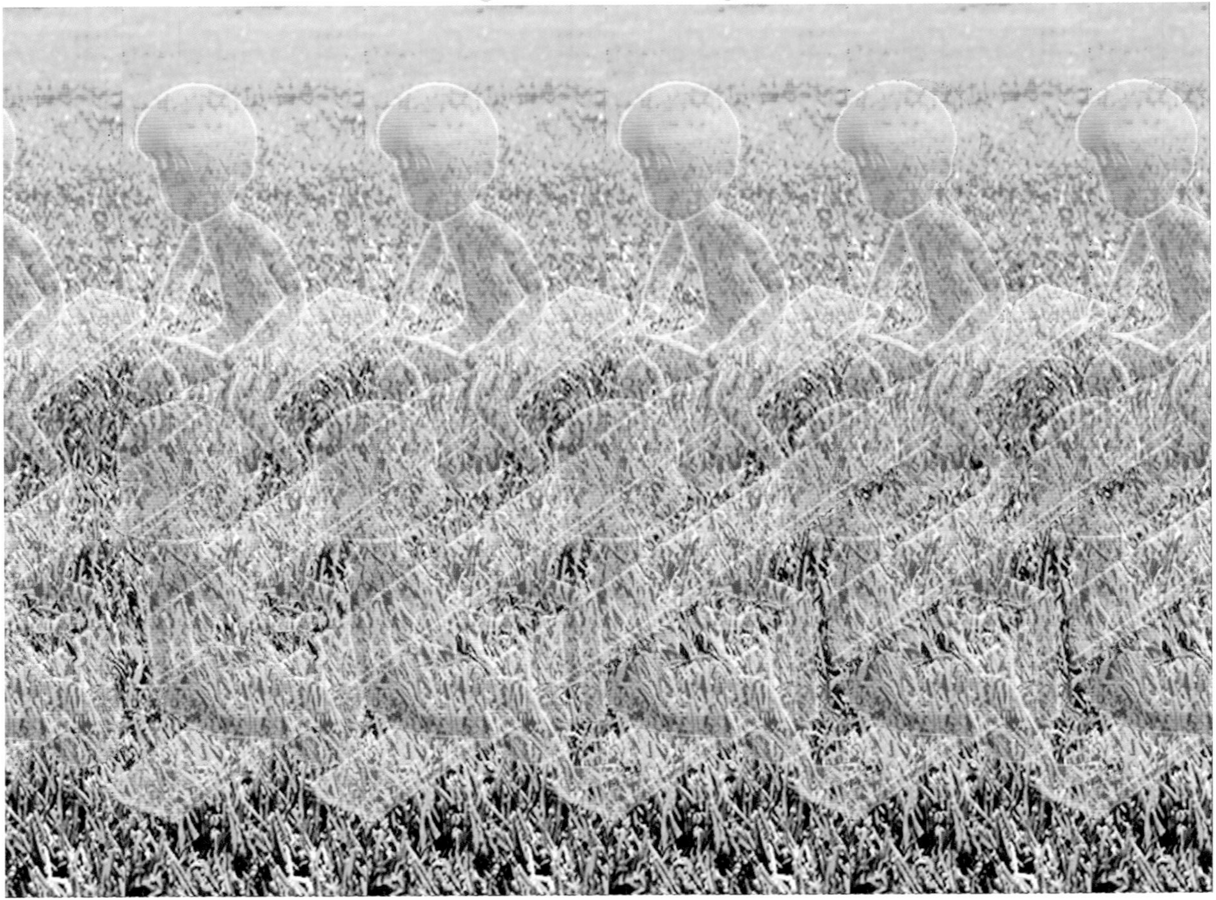

ギッタン、バッタン　一人じゃできません

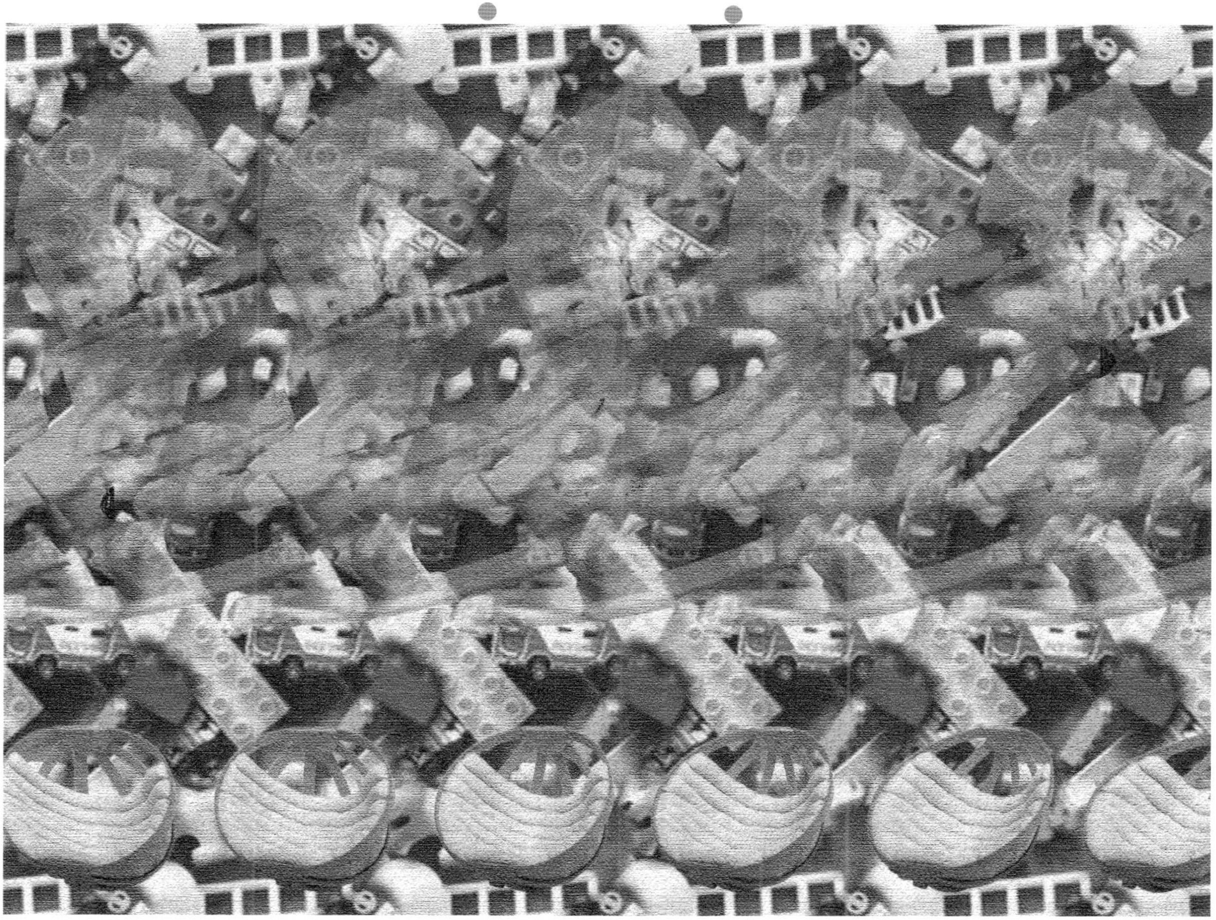

ギッタン、バッタン2　揺りかごのつぎはこれ

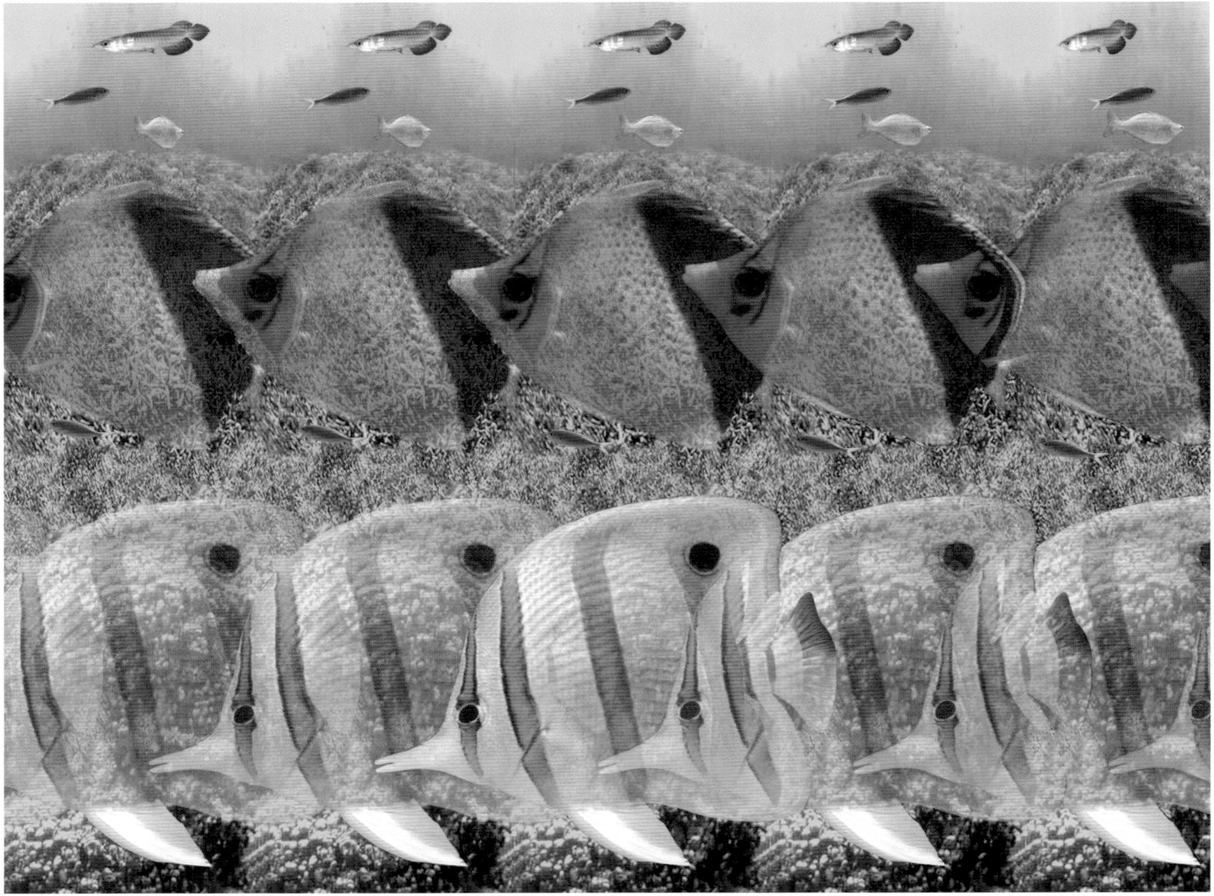

珊瑚礁《さんごしょう》　いま見えているものがみな立体になって見えます（解答はありません）

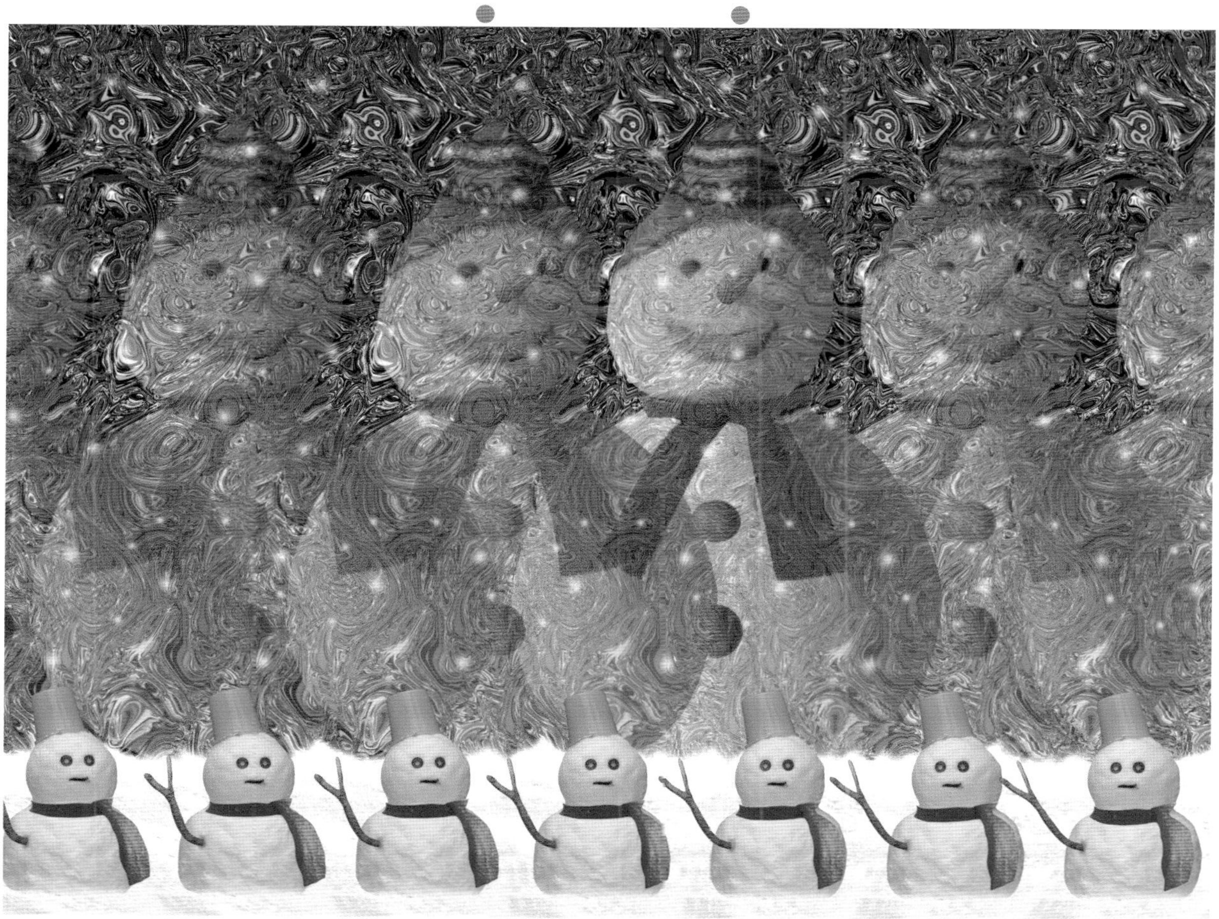

雪ダルマ　いま見えているものがみな立体になって見えます（解答はありません）

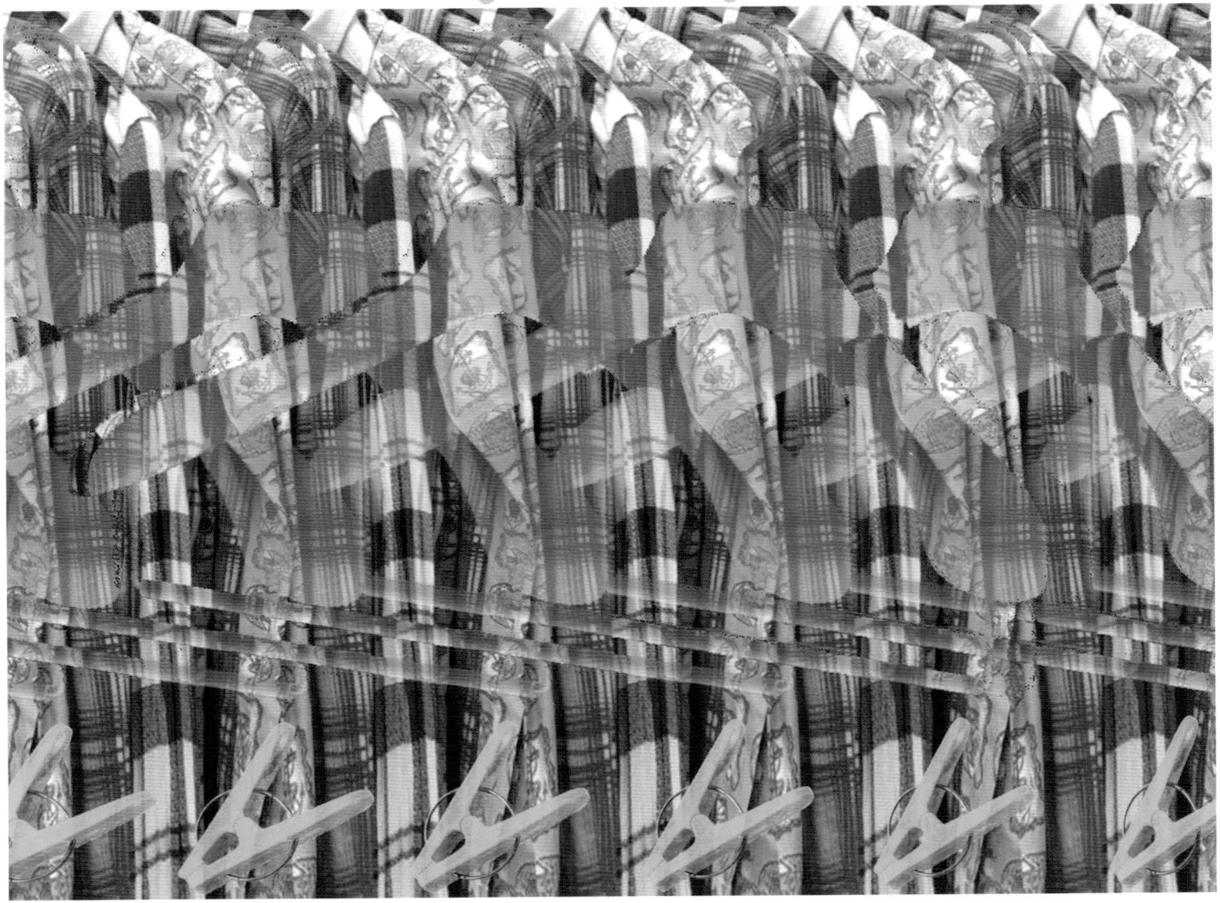

ぶら下がり　結構重いものも支えます

並んでいるボールのうち、バレーボールと
バスケットボール用のボールはそれぞれいくつですか？

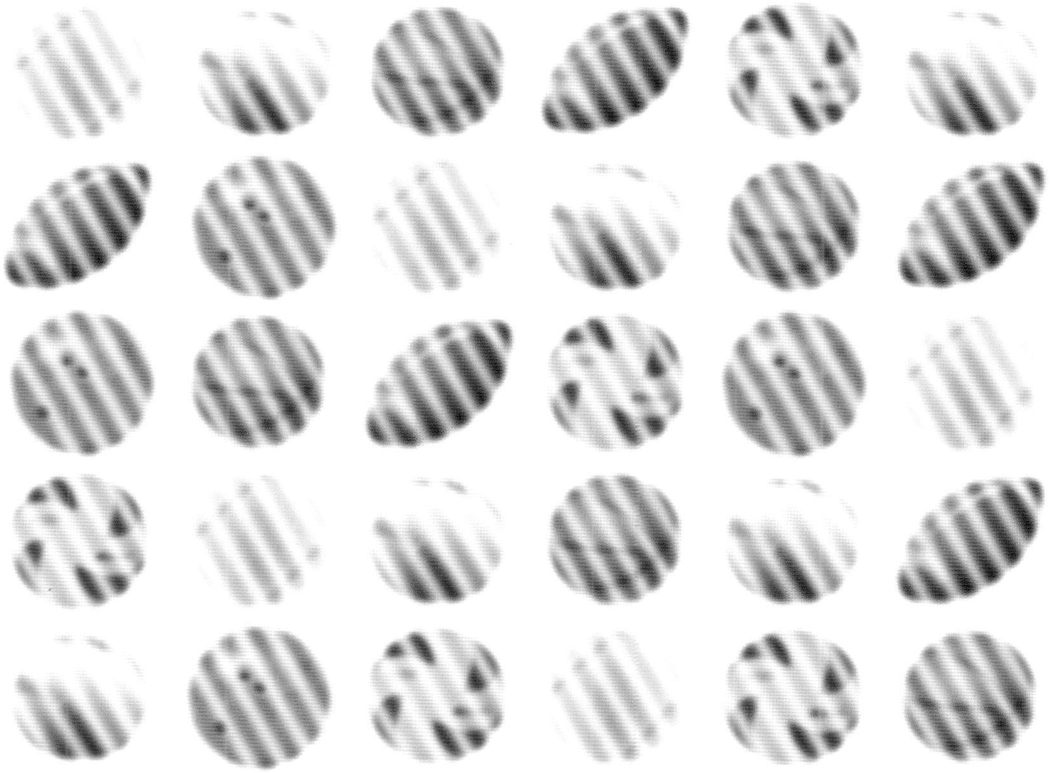

留鳥《りゅうちょう》と渡り鳥、どちらのほうが多いですか？

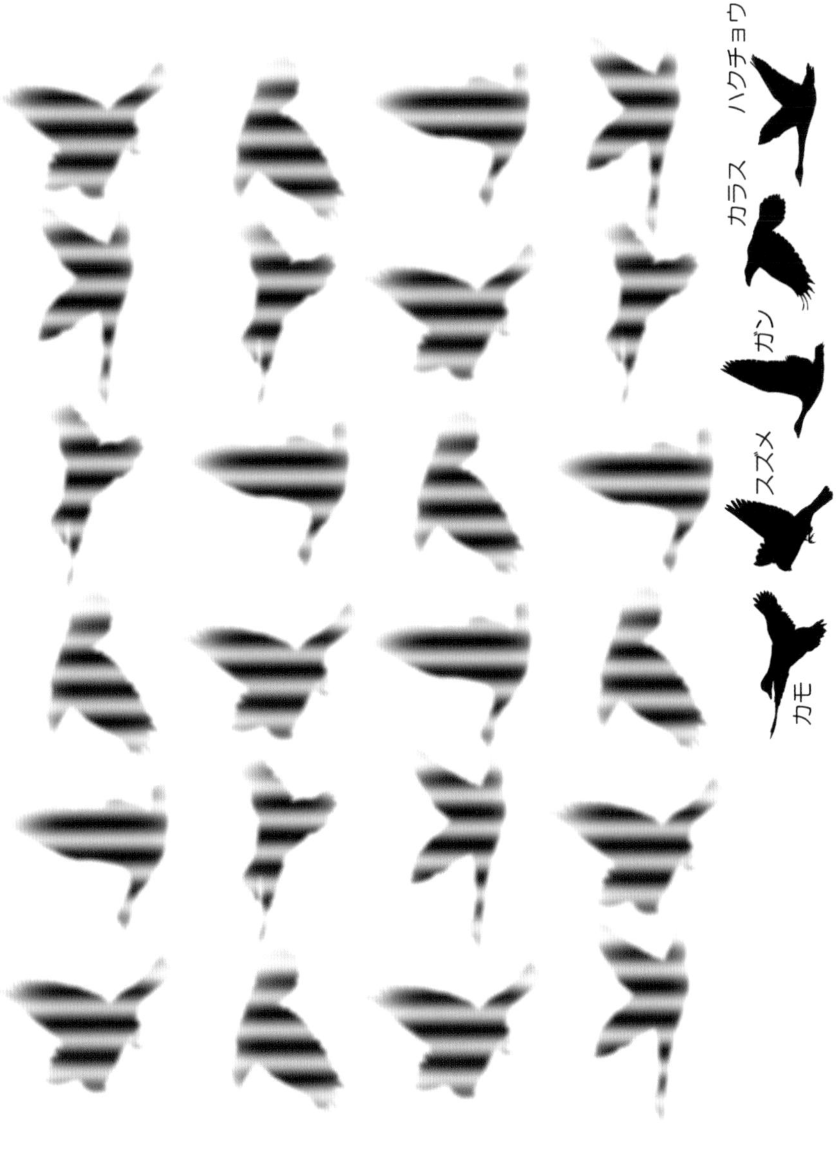

四字熟語に余計な一文字が加わった五文字があります。
なんという四字熟語なのか、および余計な一文字が
いくつあるか見つけてください。

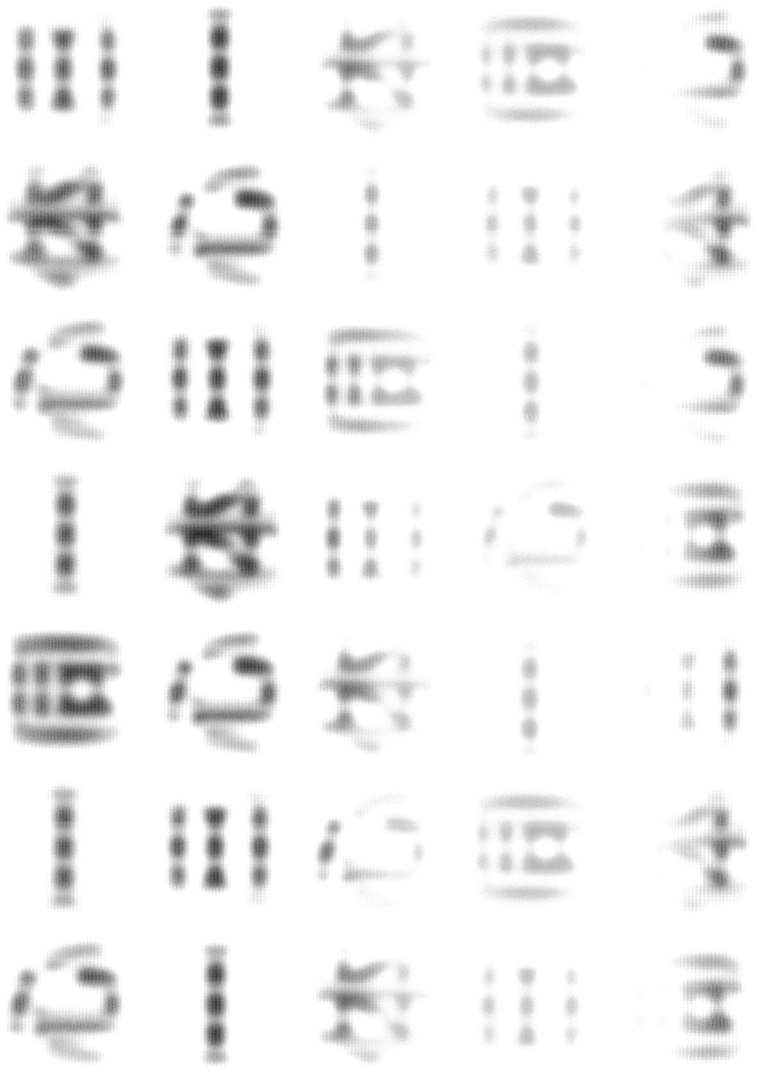

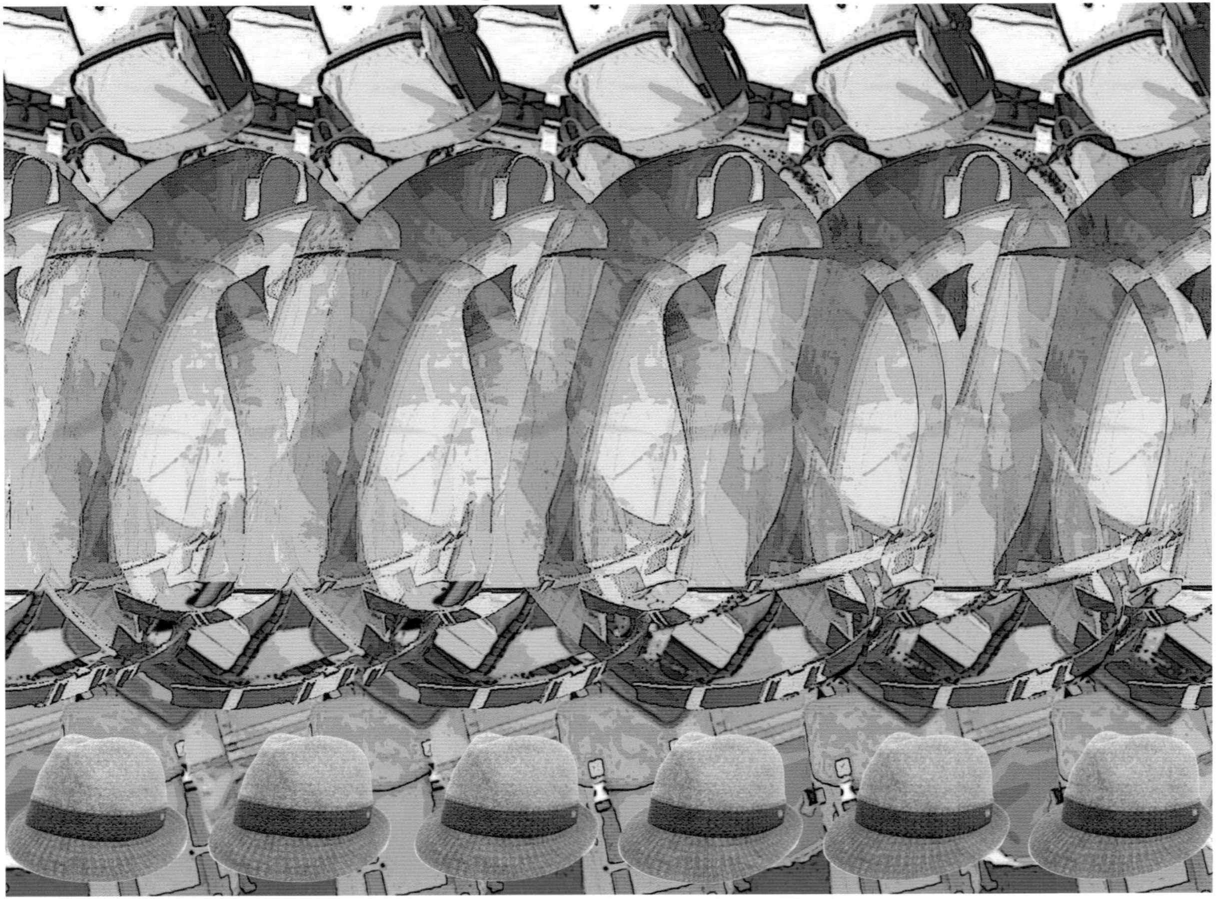

物入れ　背負うと楽なんです

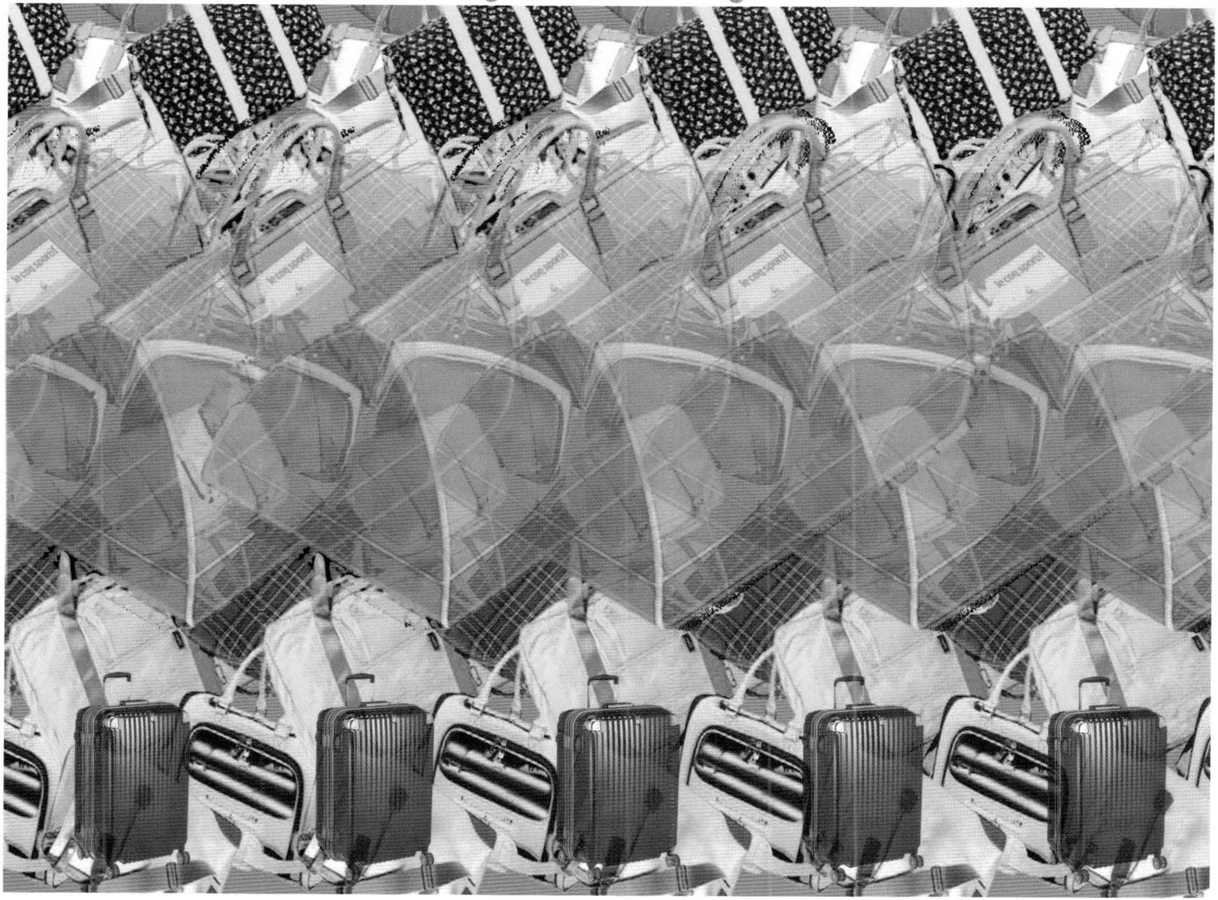

旅行ですか？　いっぱい入ります

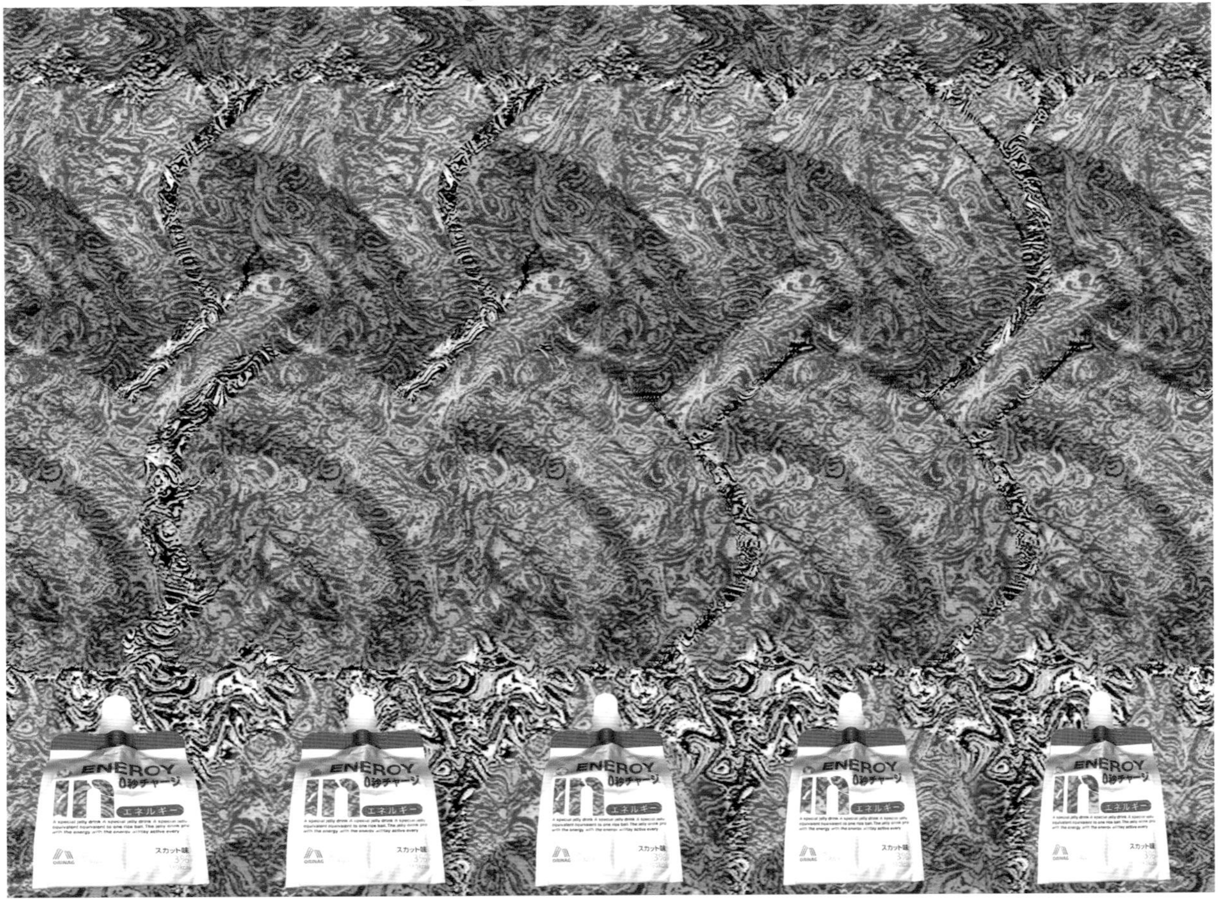

筋トレ　お、おもい！

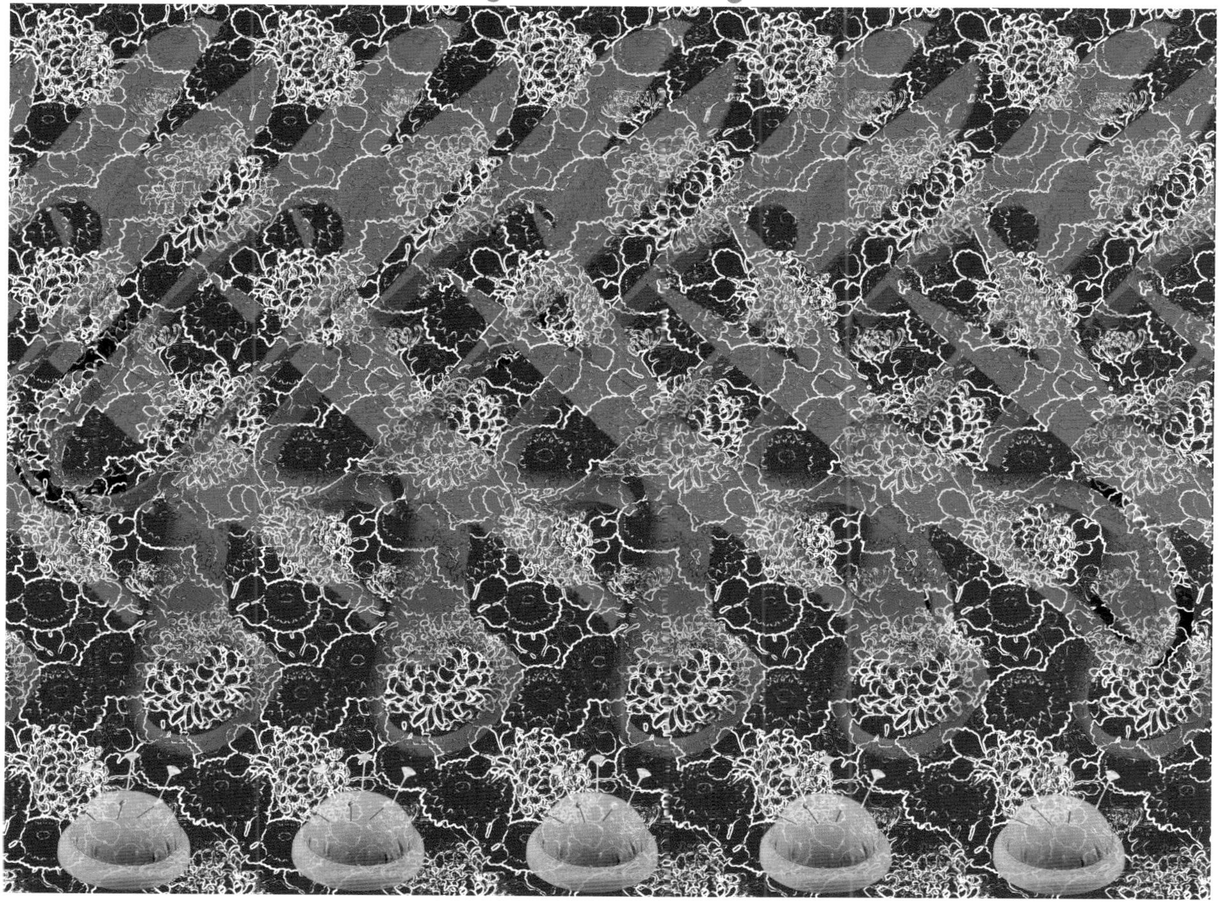

和と洋　切れ味が大事

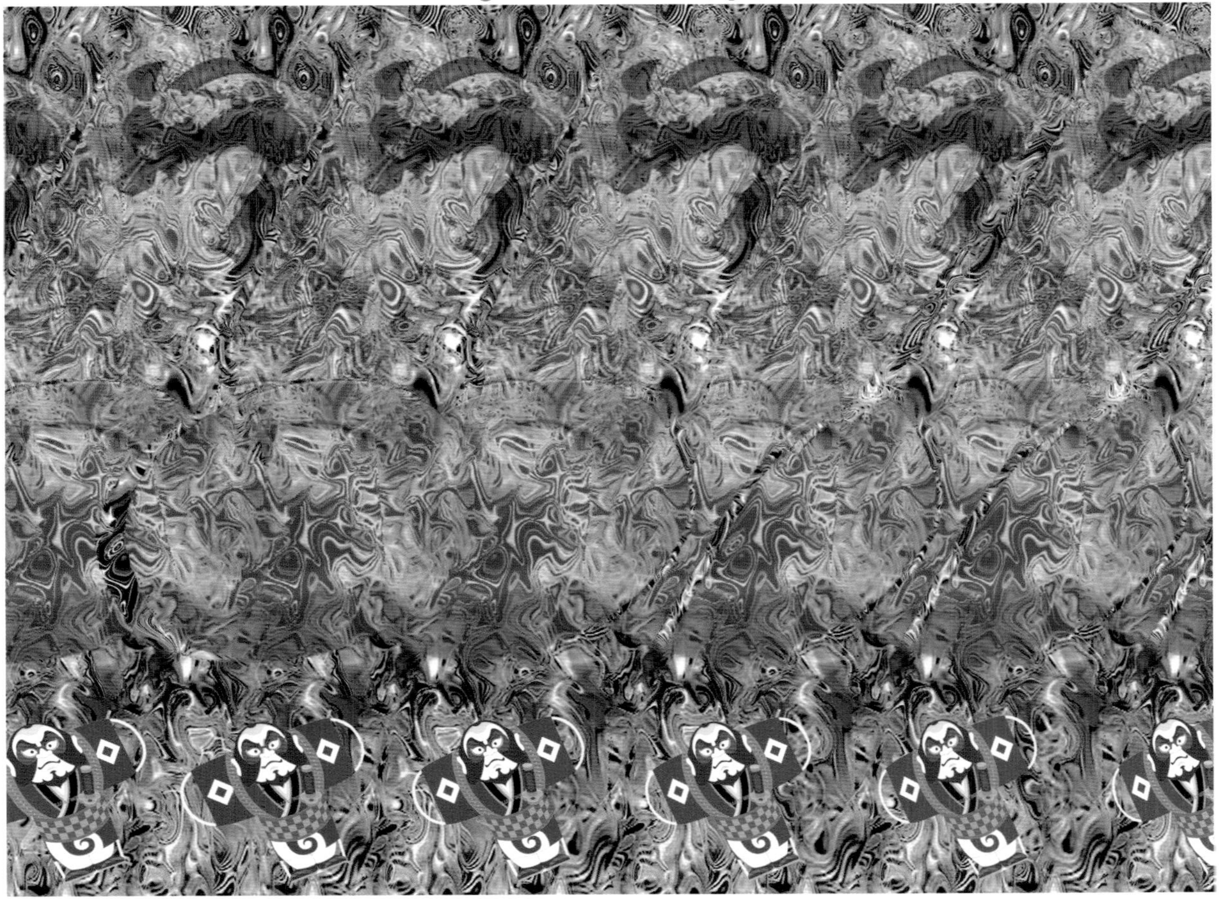

正月遊戯《ゆうぎ》　いまどきの子は知ってるかな？

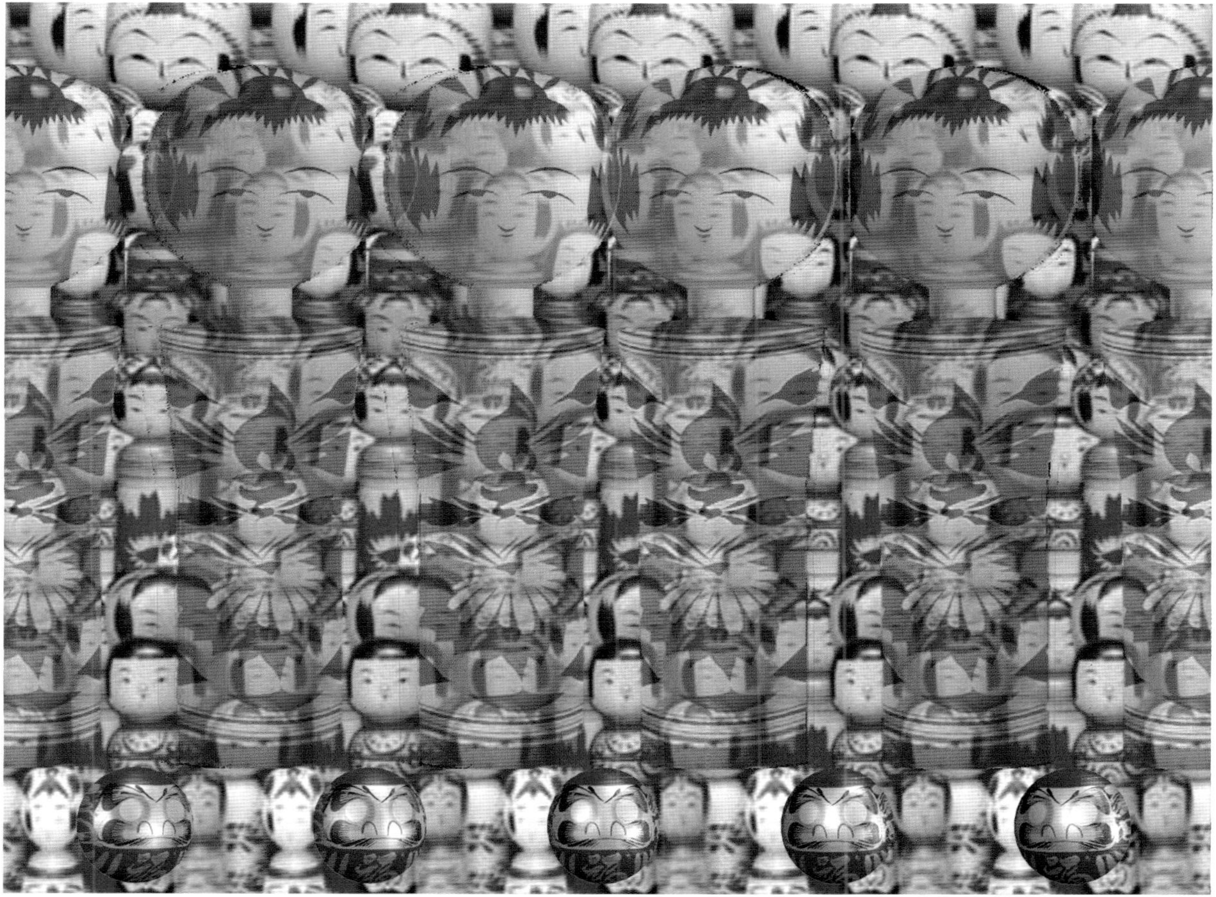

東北名産　ろくろで作ります

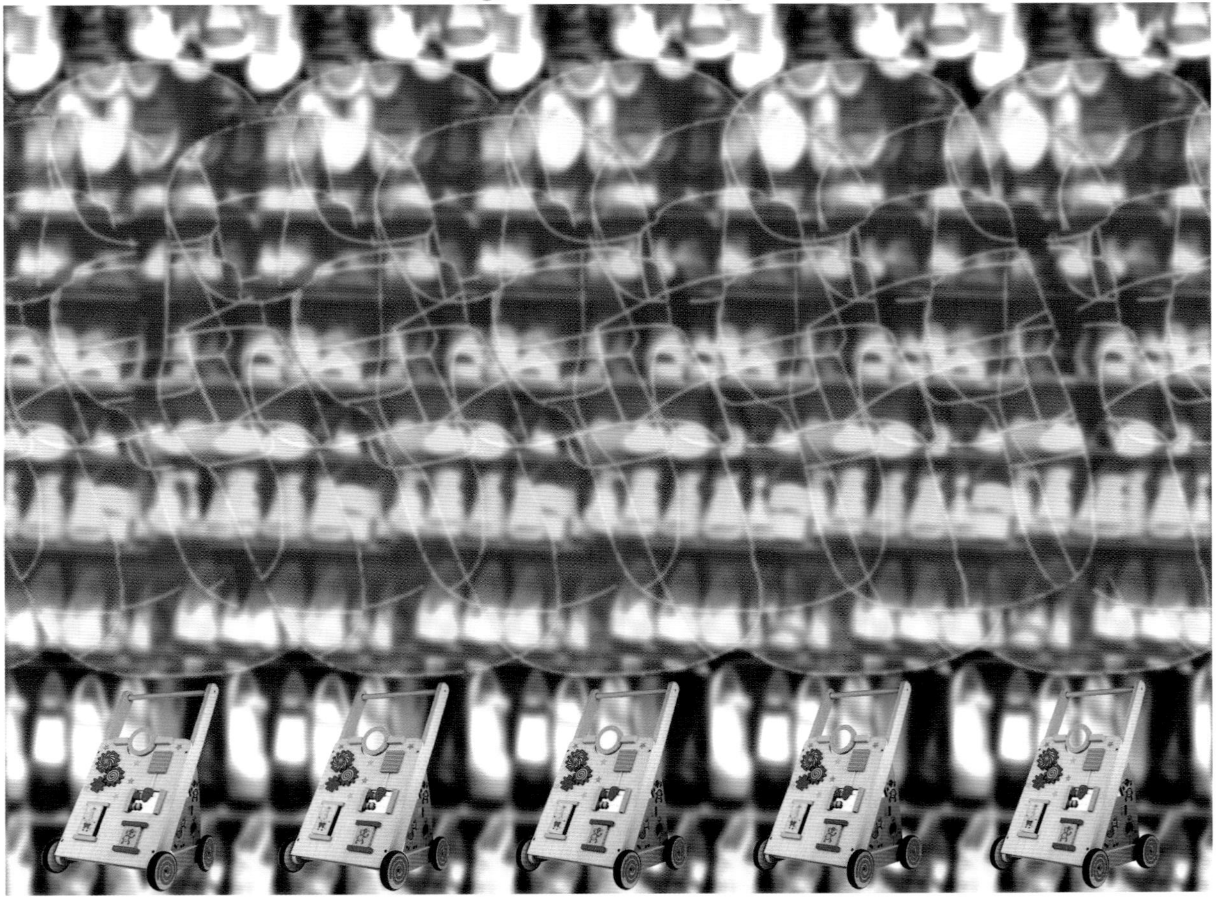

一歩、一歩　可愛いですねー！

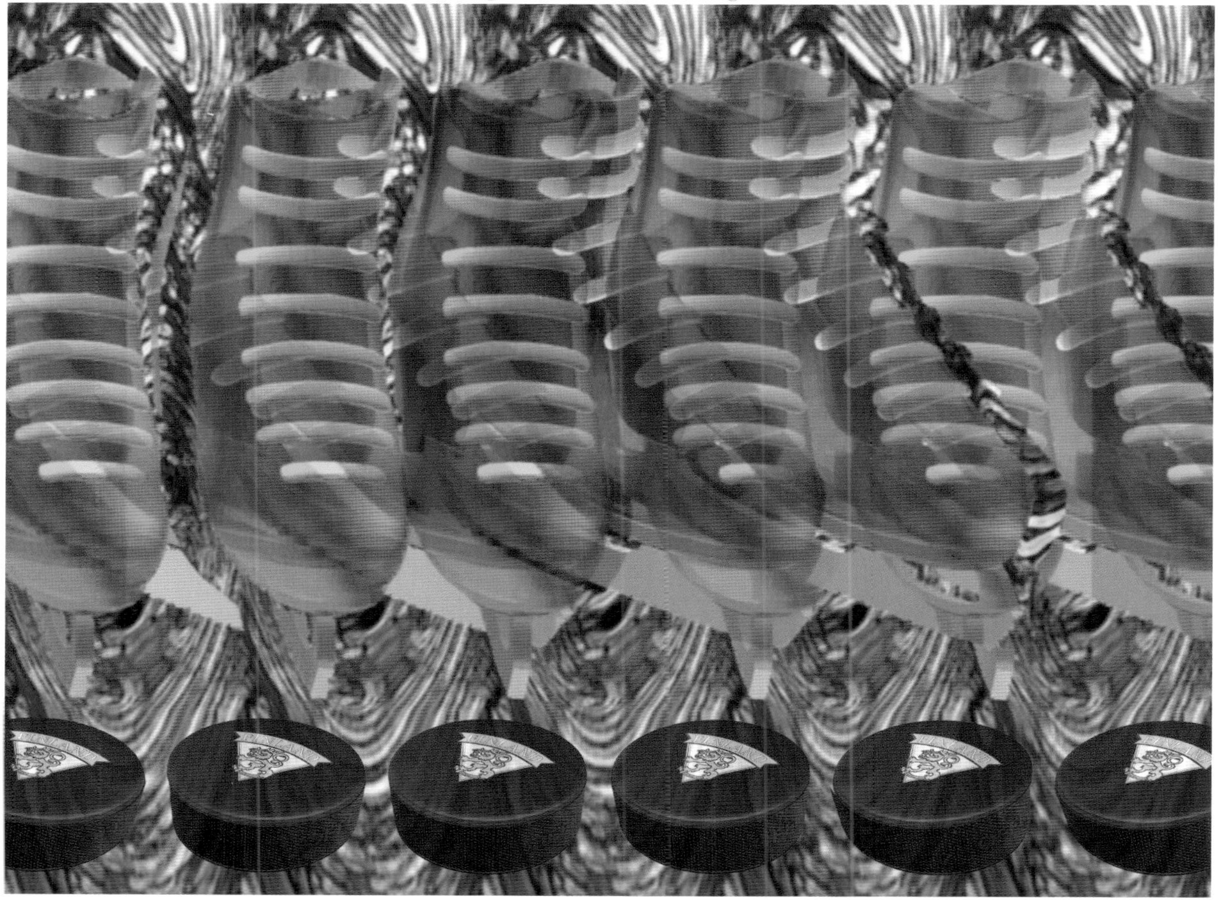

氷上の戦い　ブレードの研磨が大切

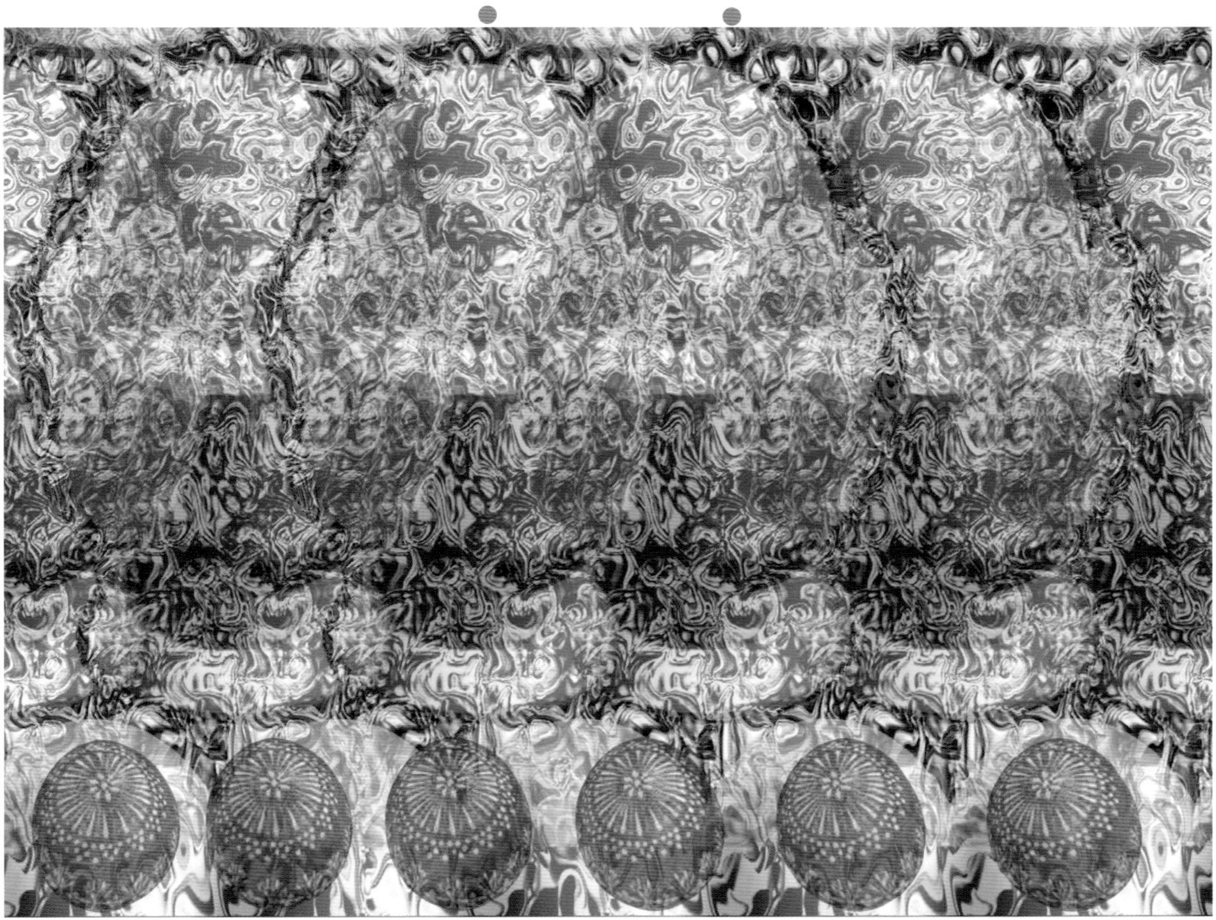

食卓にて 転がり防止です

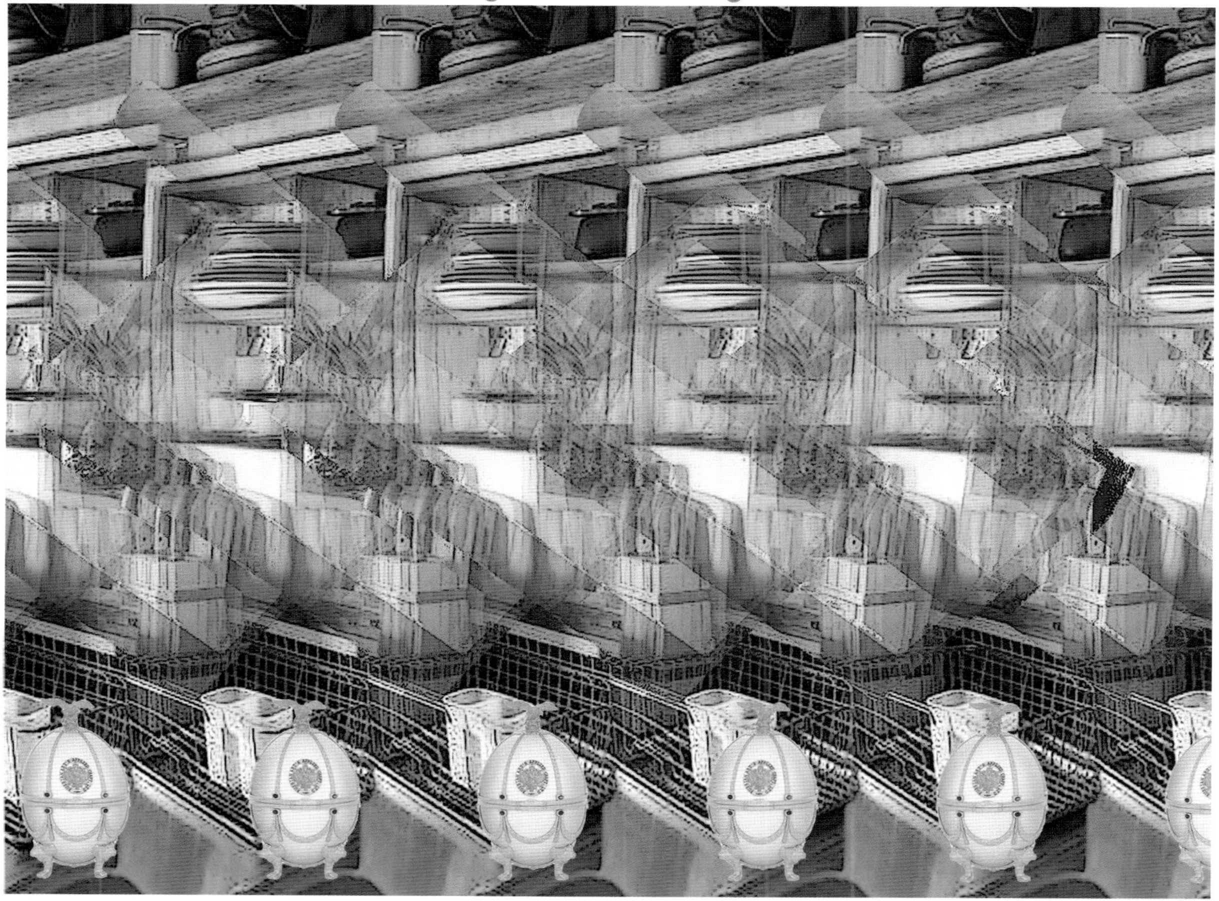

台所にて　四角く焼けます

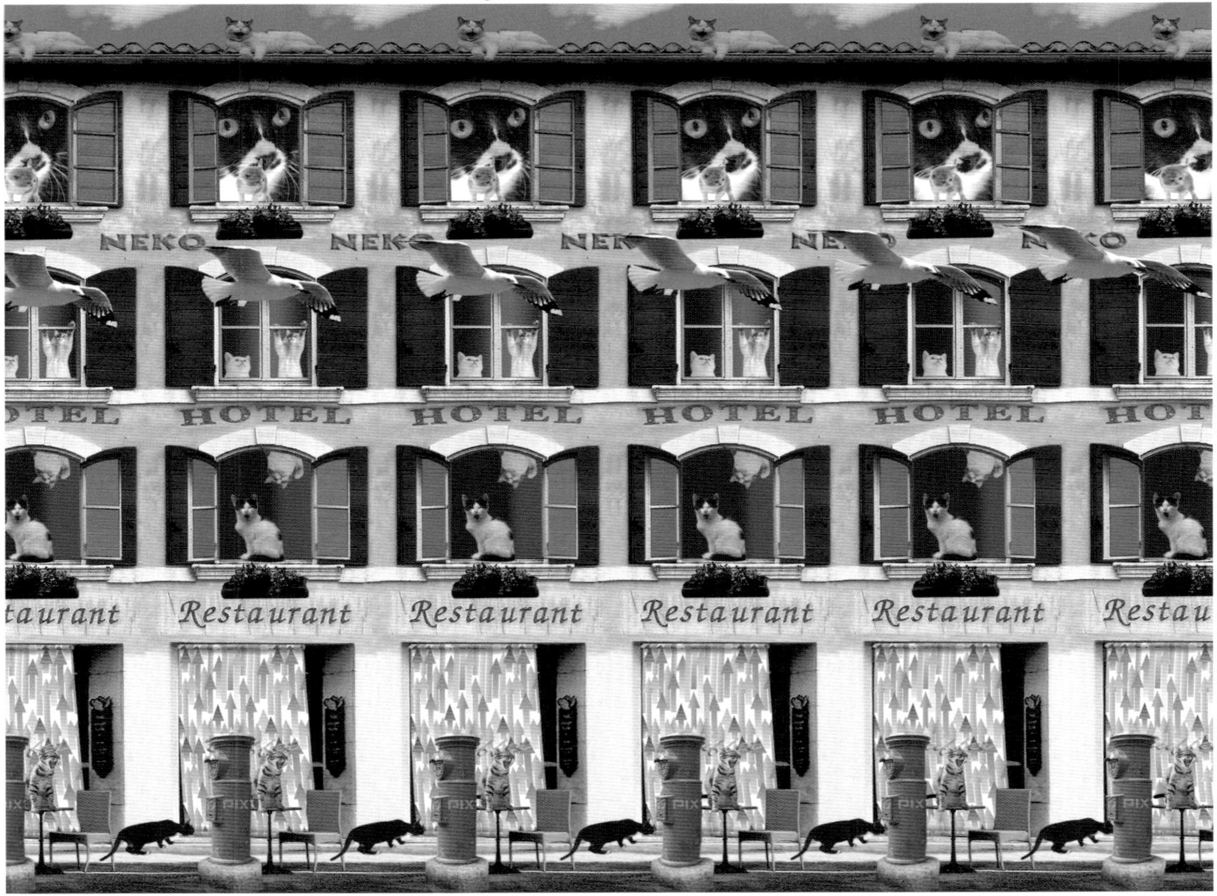

Neko Hotel　いま見えているものがみな立体になって見えます（解答はありません）

かんたんな視力回復運動 その2

ふだん気がつくと、ぼんやり視線が漂《ただよ》っていたりしてませんか？何かを「見ている」のではなく、何かが「見えている」状態を長く続けてはいけません。眼筋が怠《なま》けてしまうからです。いつも眼球を自分の意志で動かして、しっかり物を見るようにしてください。

道を歩いているとき、通り過ぎる人たちの足元に眼を向けます。靴の形、色、材質などを瞬時に見るのです。黒の革靴、茶のハイヒール、カラフルなスニーカーなど、どれかをただ確認するだけで眼筋が働いてくれます。

車が走ってきたら、そのナンバーを見ます。消防自動車とパトカーま8ナンバーだって知ってました？　自衛隊の車は2桁+4桁の数字のみって知ってました？　慣れれば一瞬でナンバー全体を記憶できます。その直後に事故か事件が起きたら、そのナンバーの記憶が役に立って一石二鳥となるかも知れません。筆者は役に立ったことなど一度もありませんけど。

通勤や通学で歩く何分かの間、眼球を自分の意志で動かすのと、ぼやーっと怠けさせているのとでは、何年もたつうちに大きな差が出ます。「何年も」と聞いて驚かないでください。ここだけの話ですが、視力回復運動って長期戦なのです。

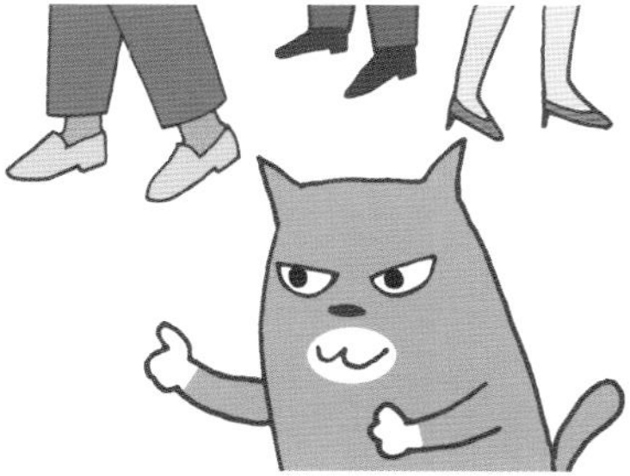

ステレオグラムやガボールパッチは、短期間で視力を向上させる効果を持っています。しかし、その効果を長く維持させようというのはまた別な話なのです。視力を以前のレベルに戻し、メガネなしの人生を送りたければ、本気で長期間取り組まなければなりません。

継続は力なりといいます。何ごとも継続すれば大きな力になり、継続するには力が要《い》るのです。飽きずに視力回復運動、ステレオグラム、ガボールパッチと付き合っていれば、間違いなく視力は向上します。ほんとです。

マンボウとクサビフグ、よく似た形をしています。
全部で20匹いるうち、
マンボウは何匹いますか？

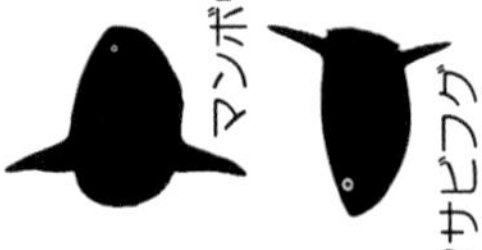

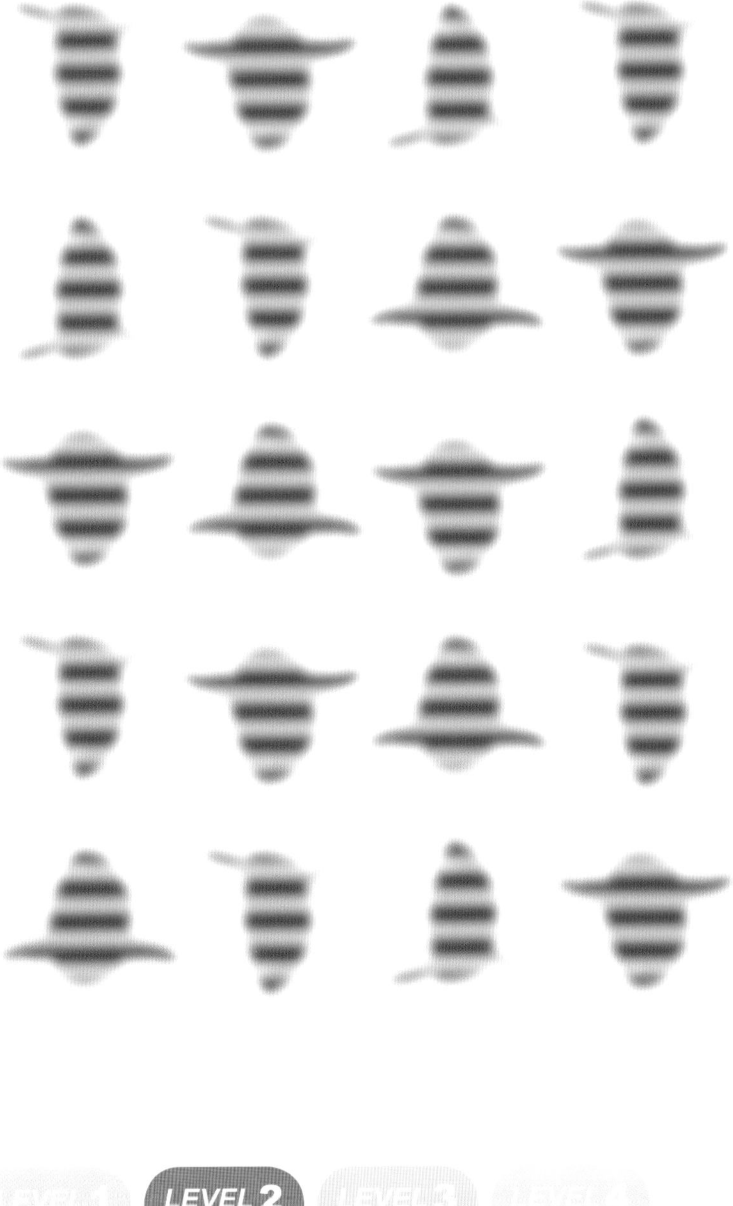

「この果物おいしい？」と聞かれた人が
「うまいので○○○につきます」と返事したそうです。
この○○○に入る果物はいくつありますか？

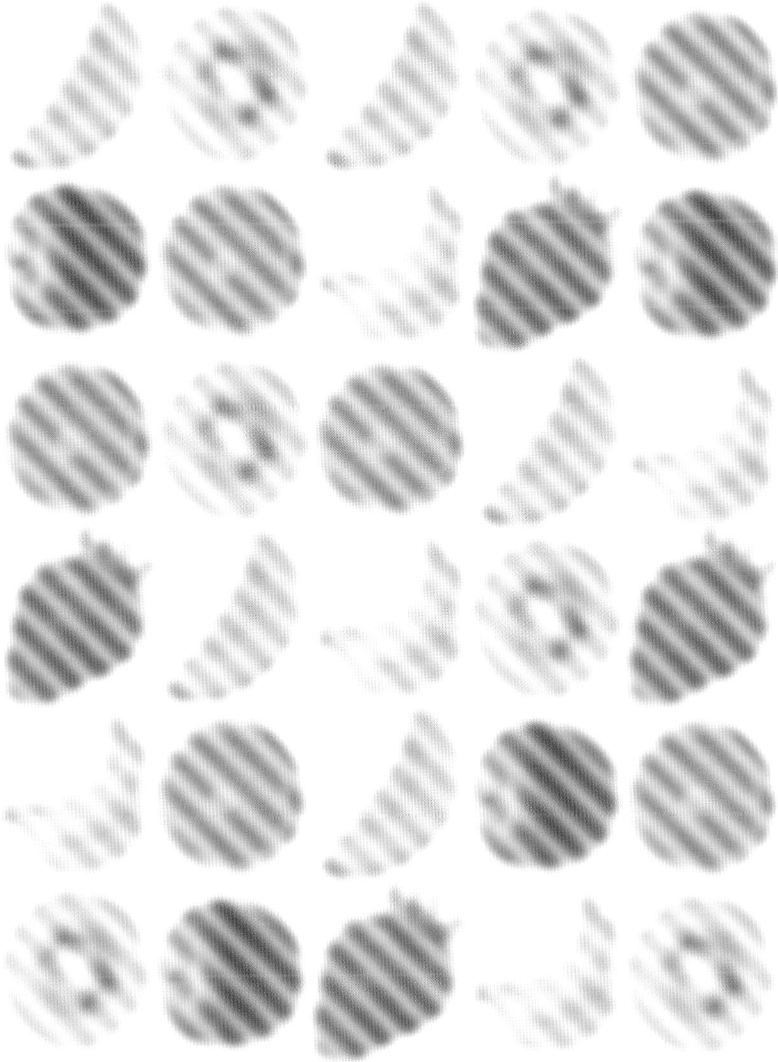

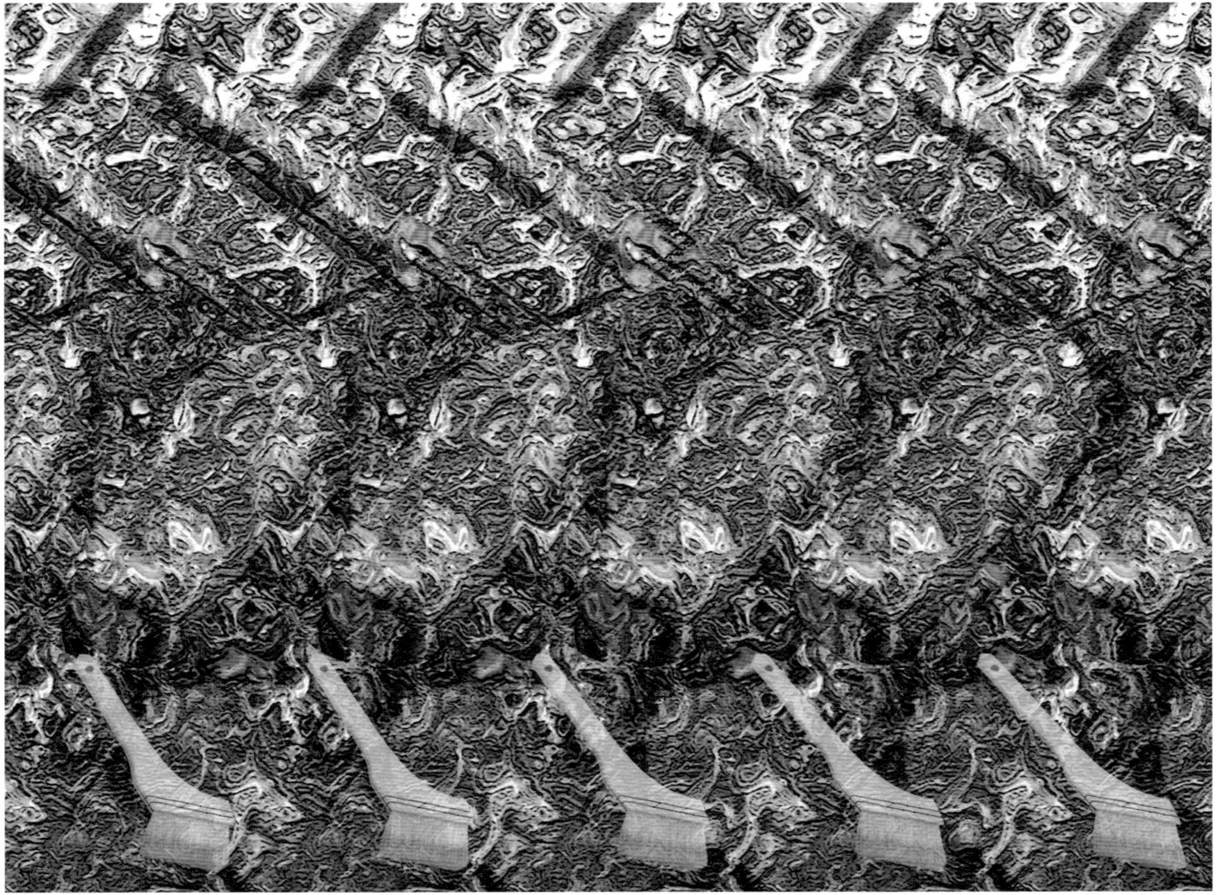

塗るのはおまかせ　壁《かべ》でも塀《へい》でも

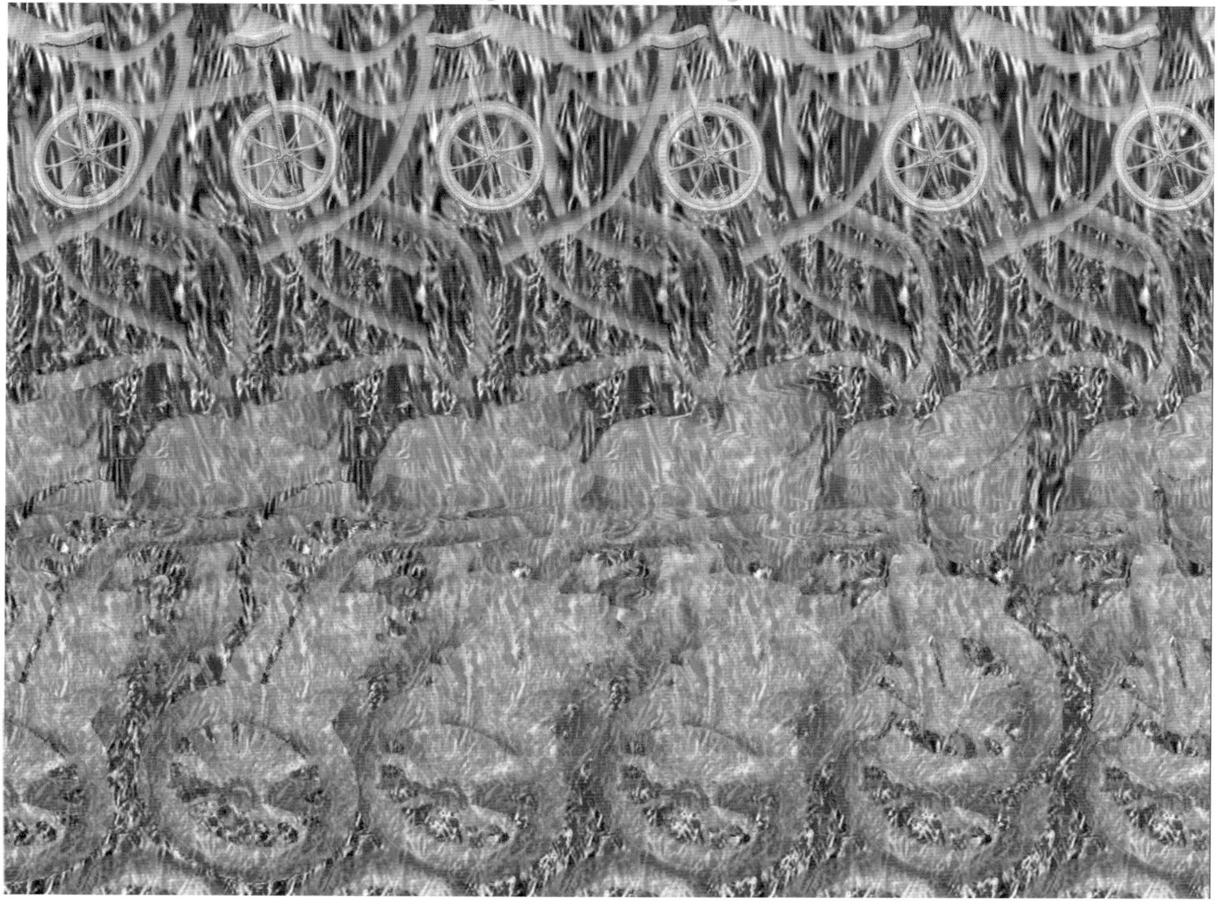

お子さま専用車　そもそも大人は乗れませんし…

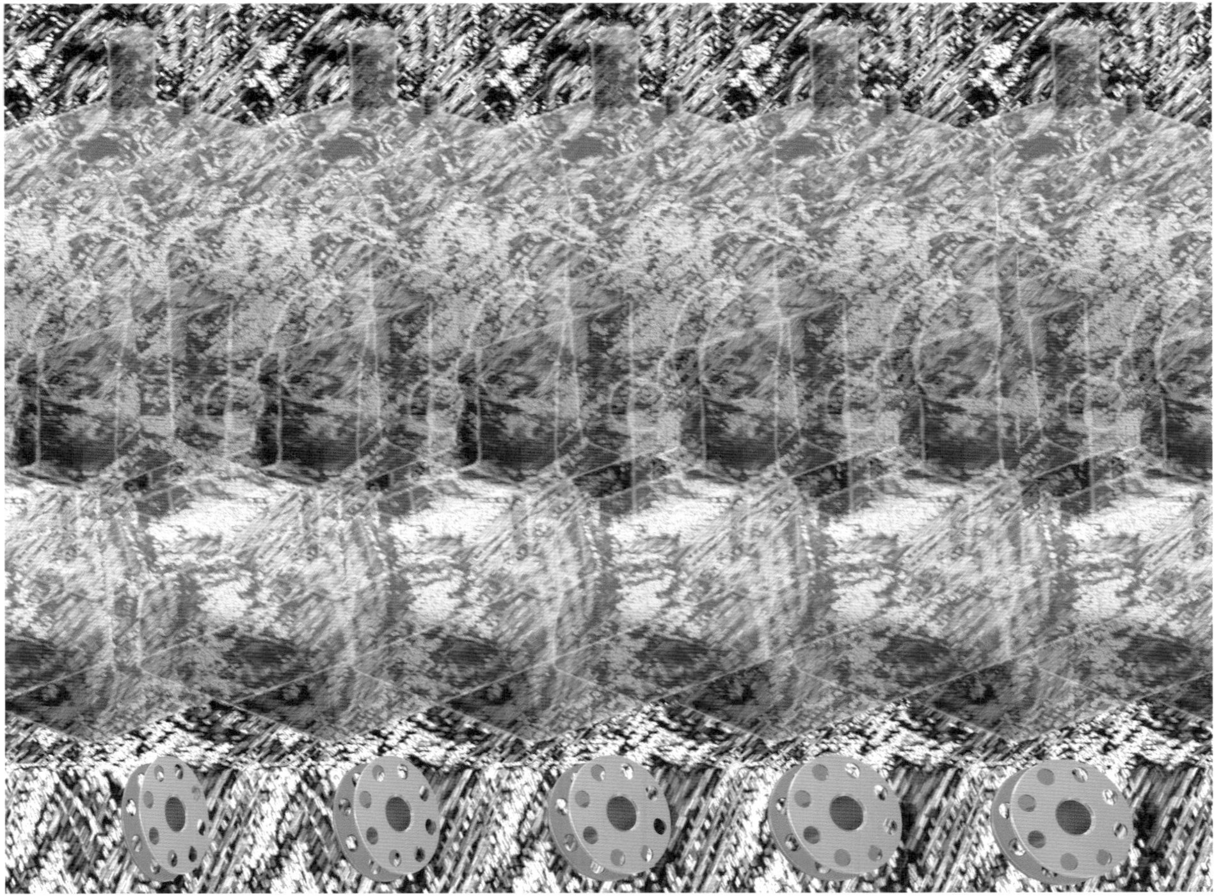

直線、ジグザグ　何を作りましょう？

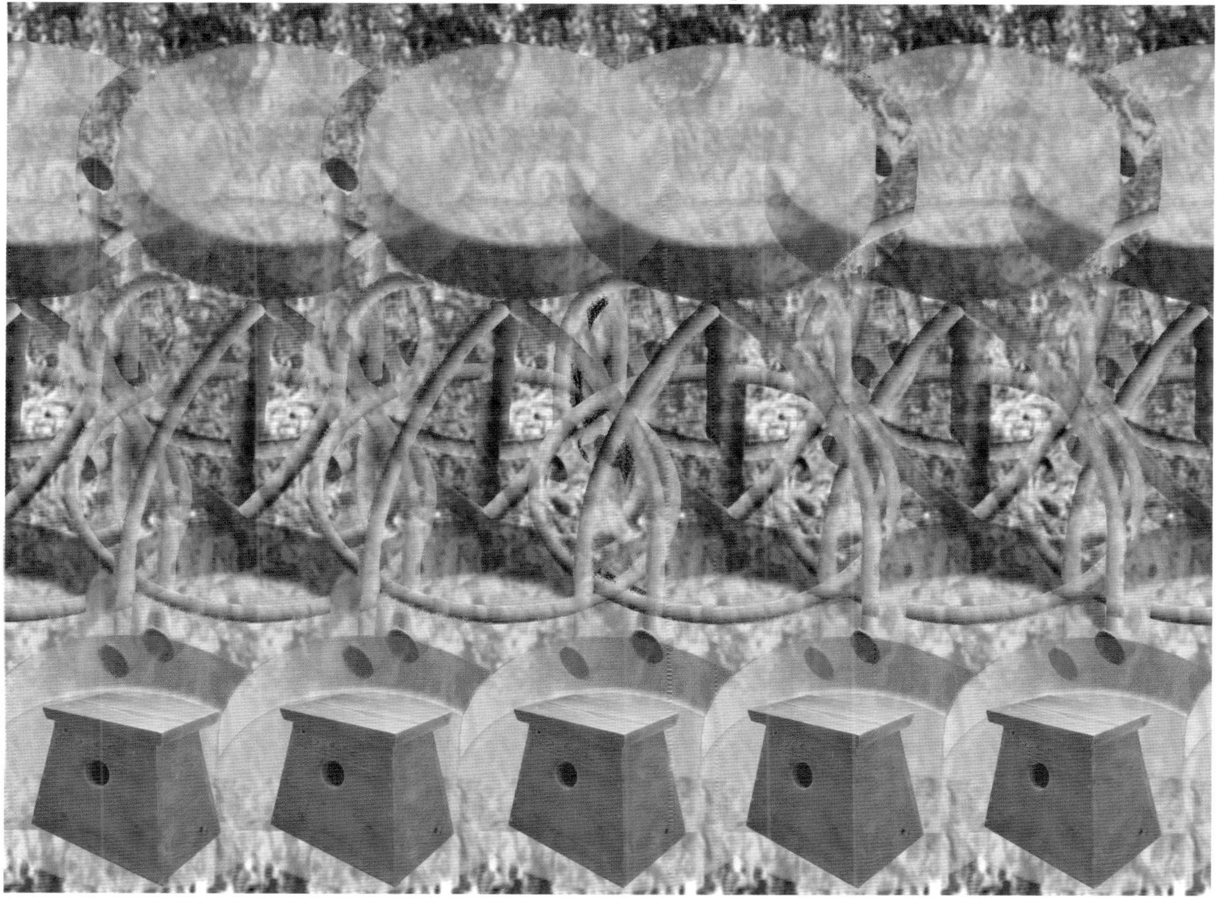

ちょっとひと休み　背もたれはありません

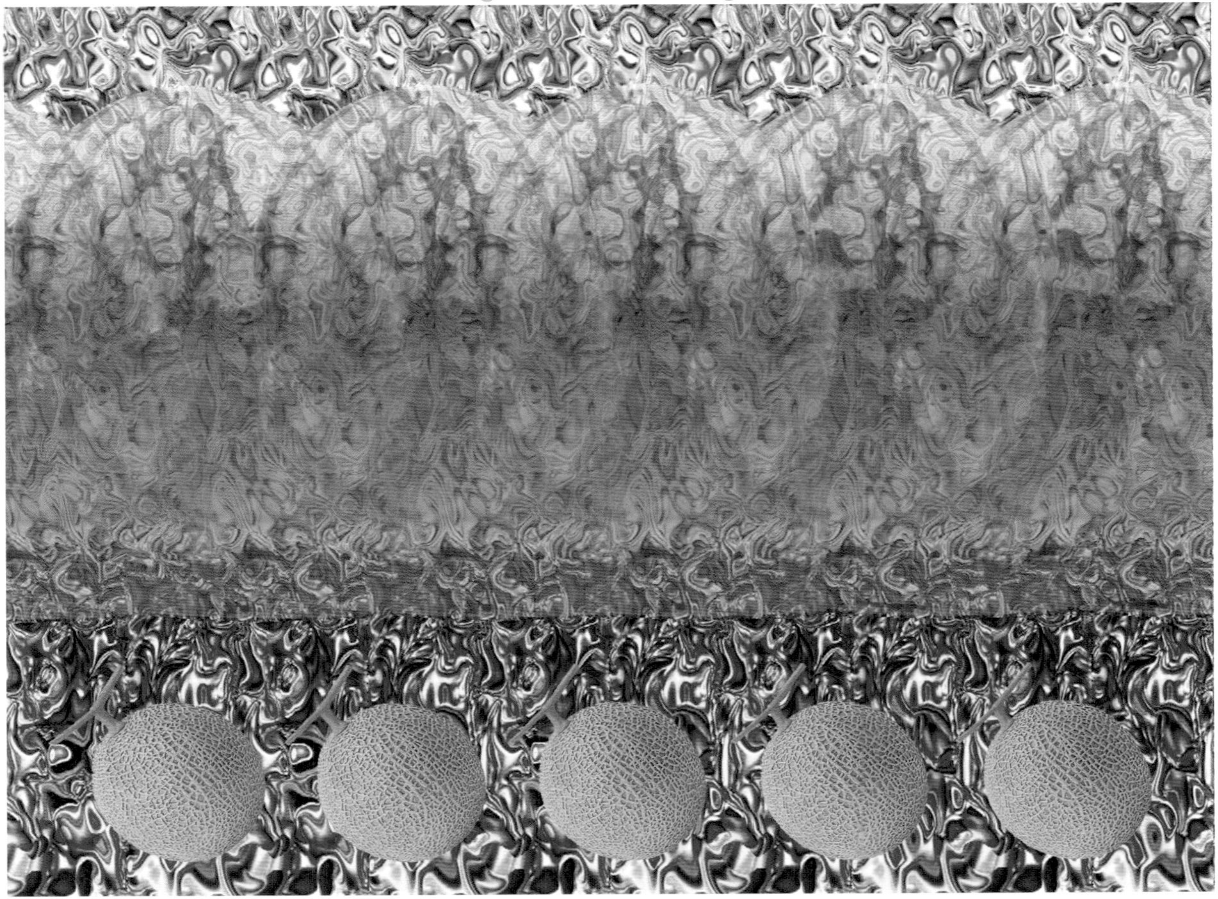

夕涼《ゆうすず》み　よく冷えてますよ

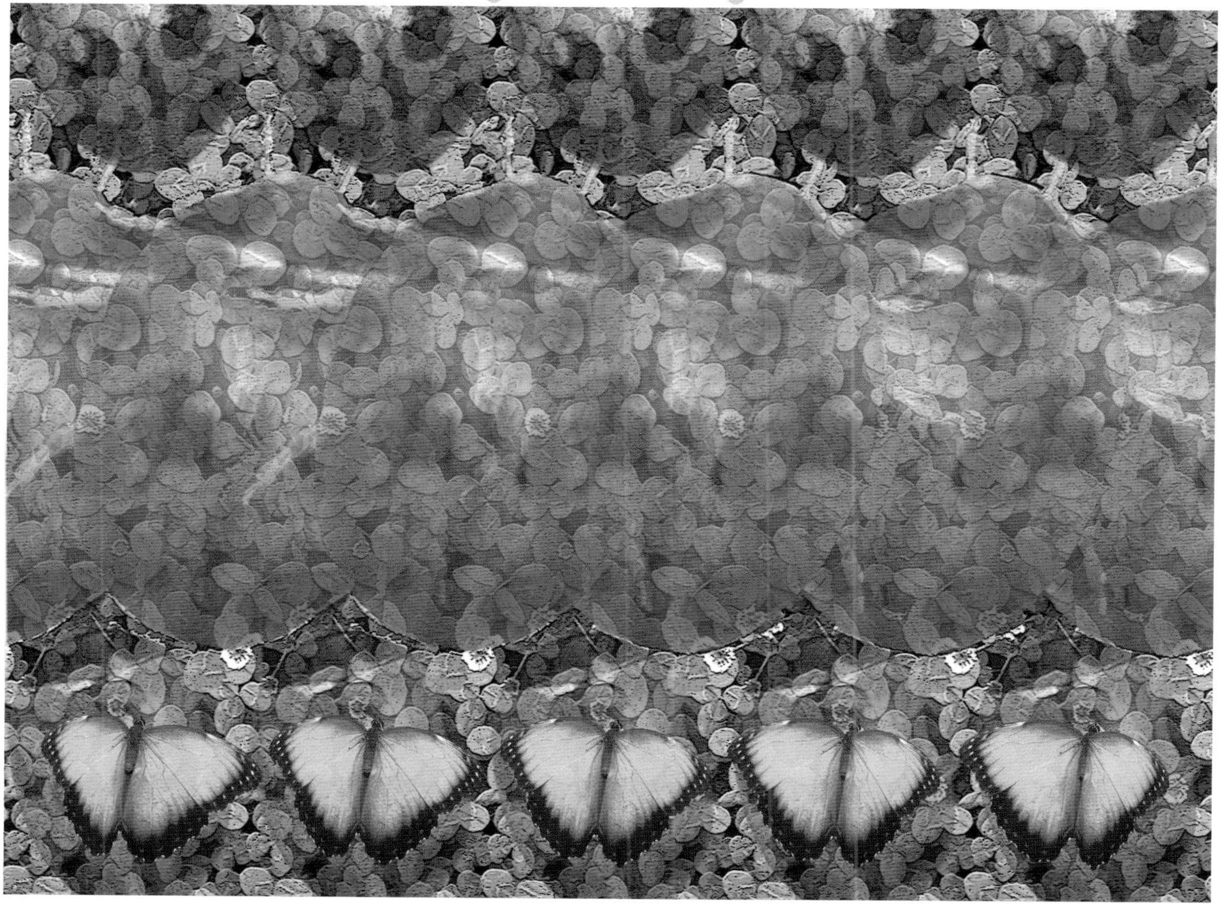

七つ星　転倒はしませんけど

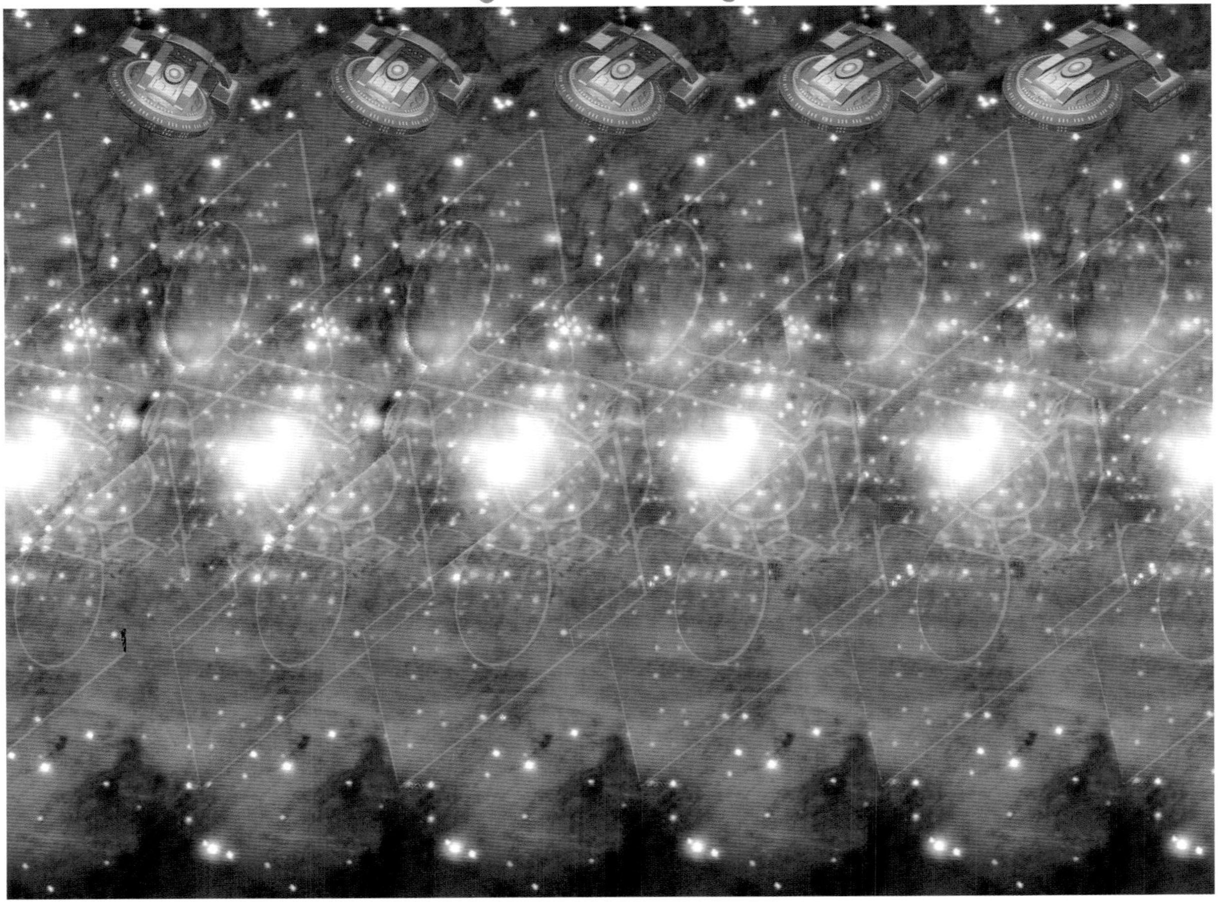

ここはもう宇宙　一見じっとしてます

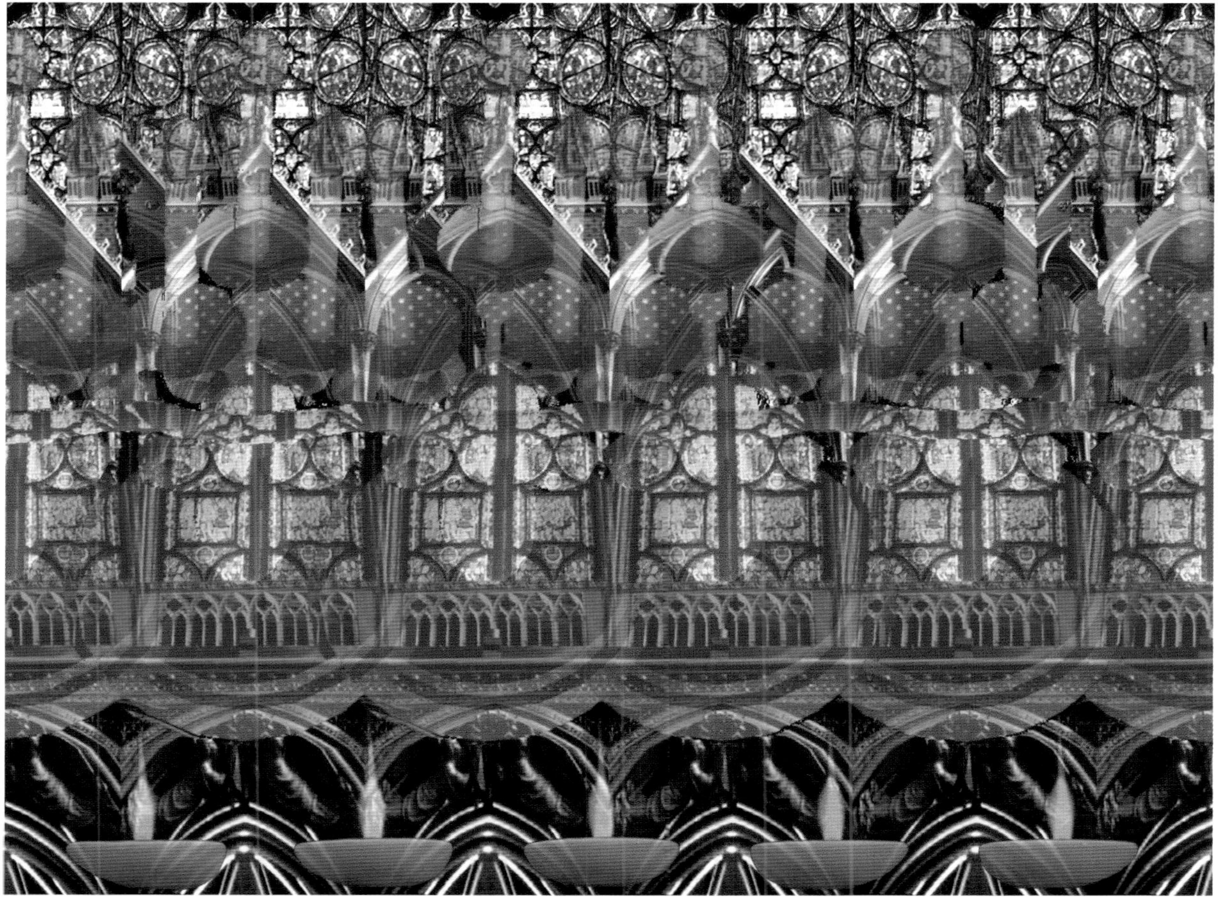

大聖堂　最近はみな電球です

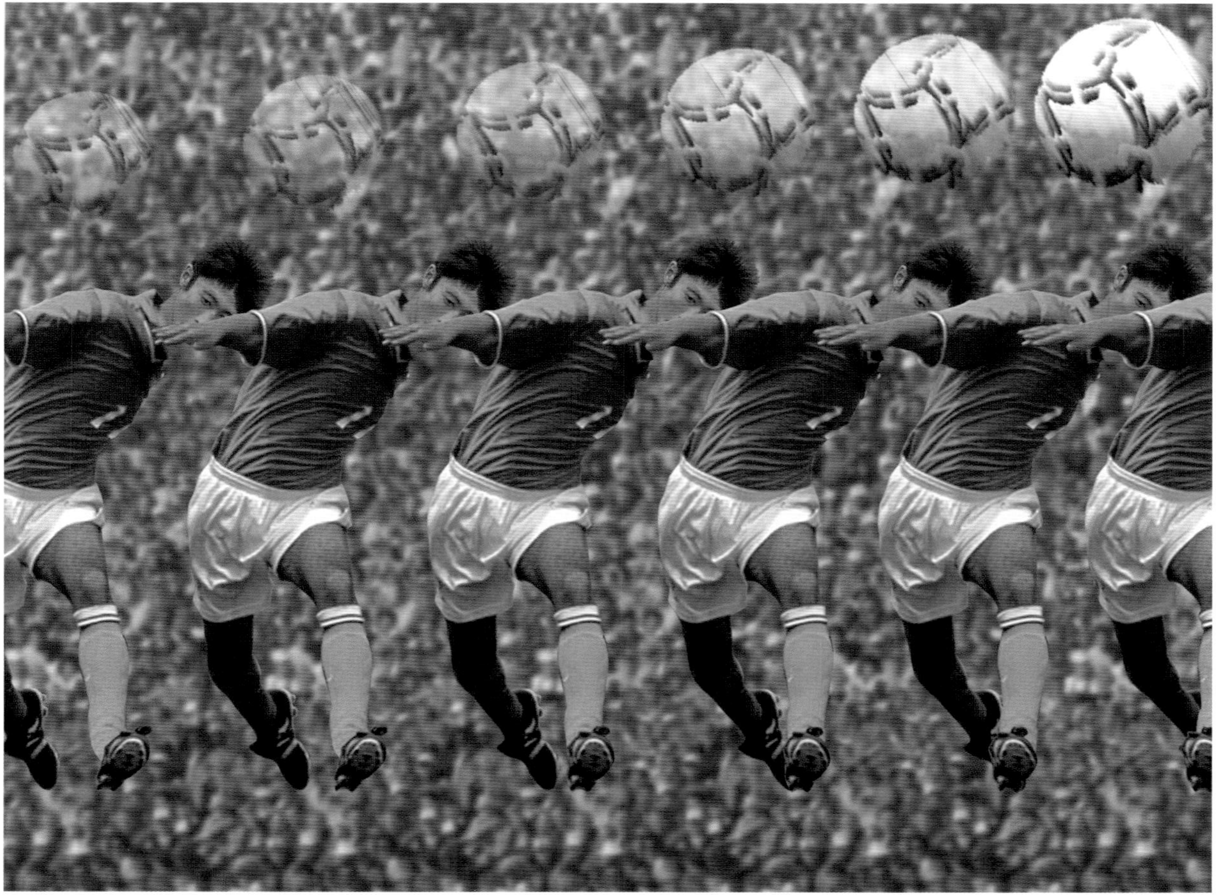

ヘディング　いま見えているものがみな立体になって見えます（解答はありません）

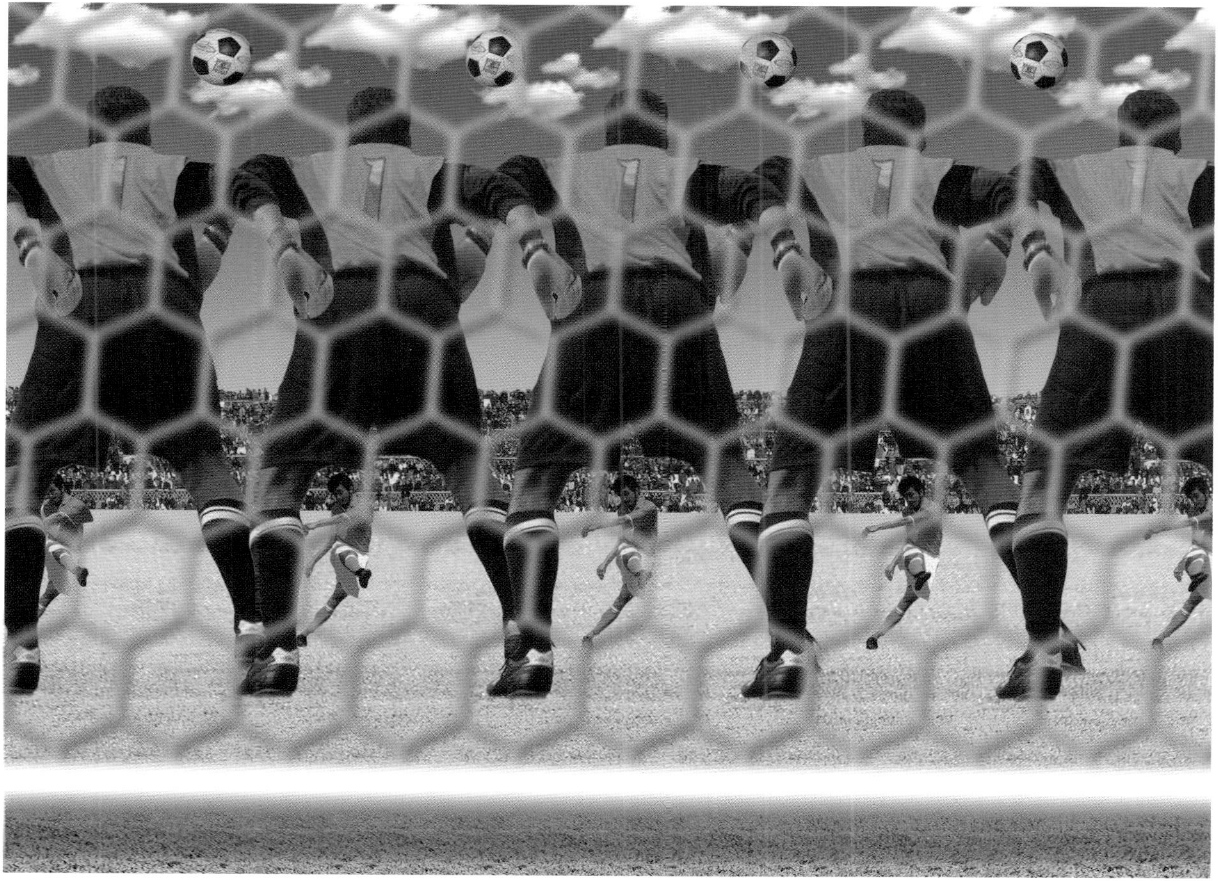

キーパー　いま見えているものがみな立体になって見えます（解答はありません）

三字熟語に余計な一文字が加わった五文字があります。
なんという三字熟語なのか、および余計な一文字がそれぞれいくつあるか見つけてください。

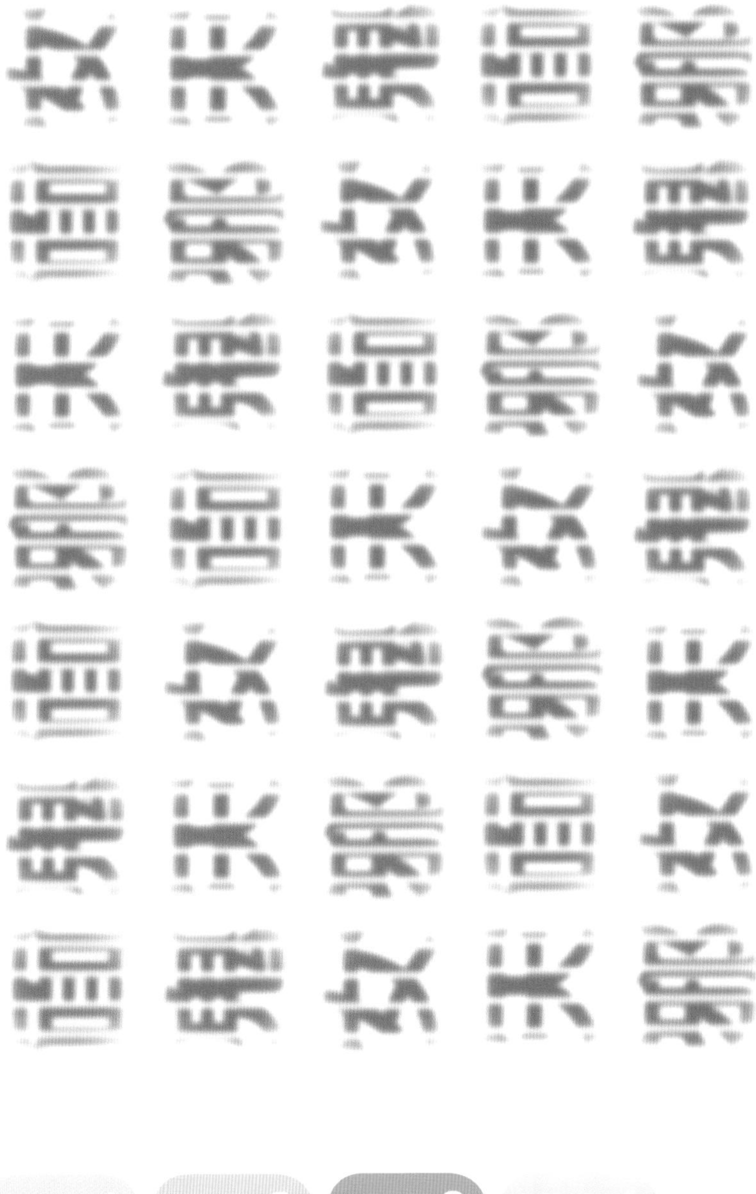

4種類のイヌのうち、いちばん数が多いのは何番ですか？

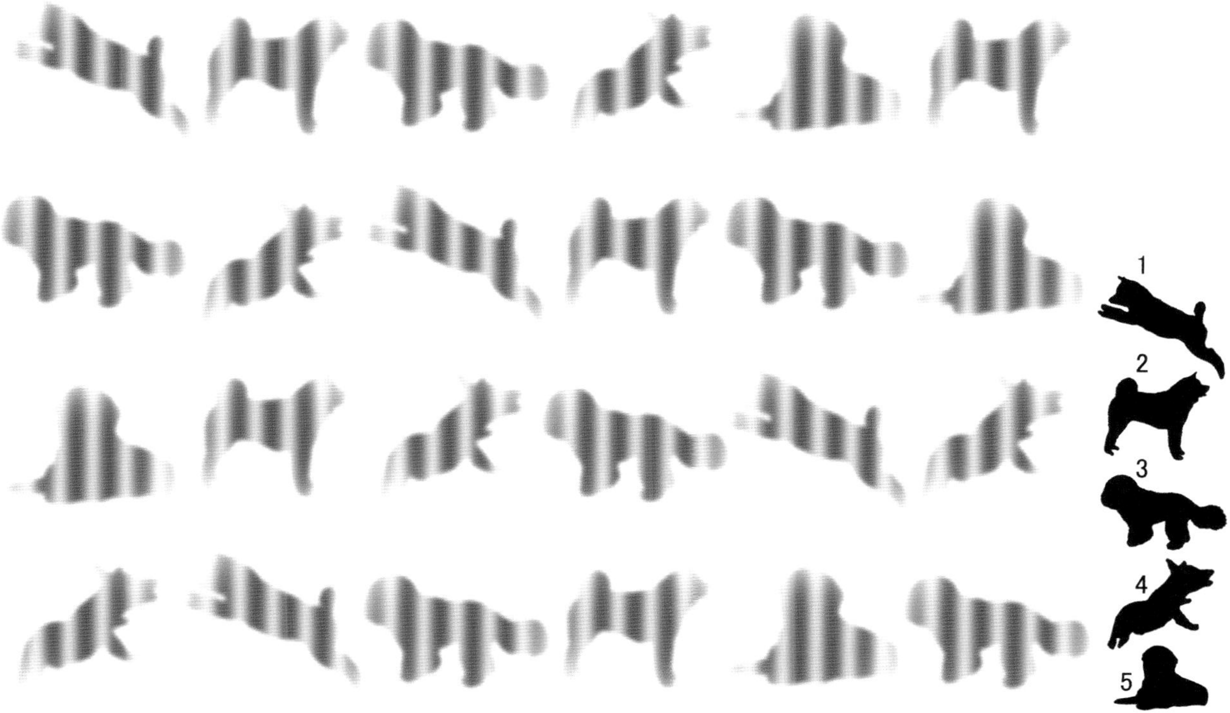

女性マークと男性マーク、どちらが多いですか？
色にだまされないでね。

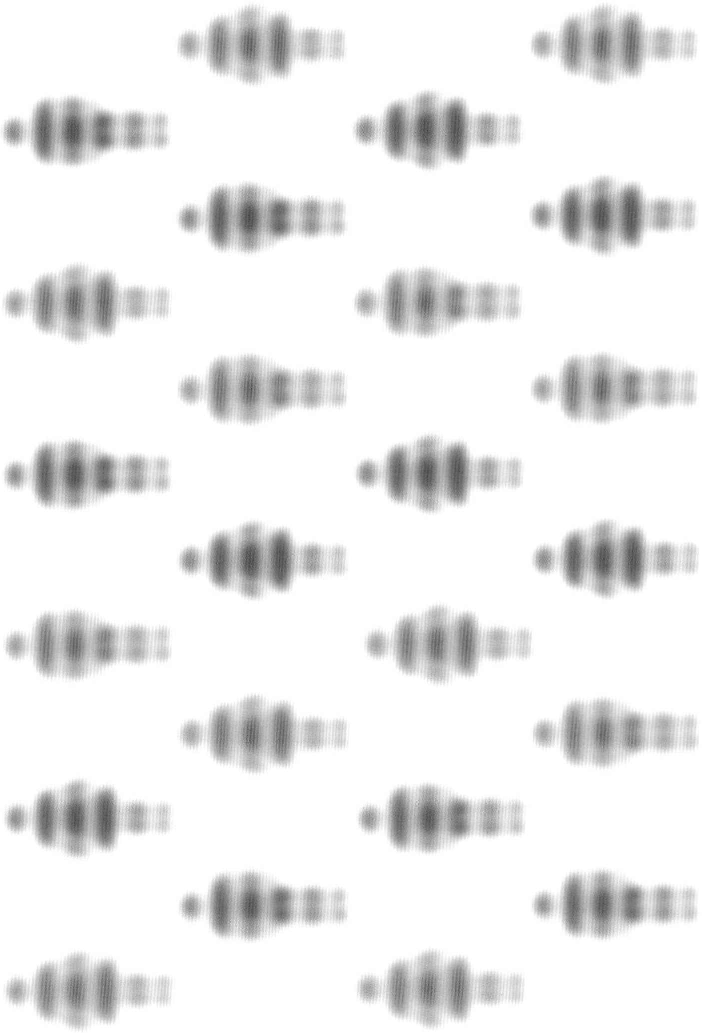

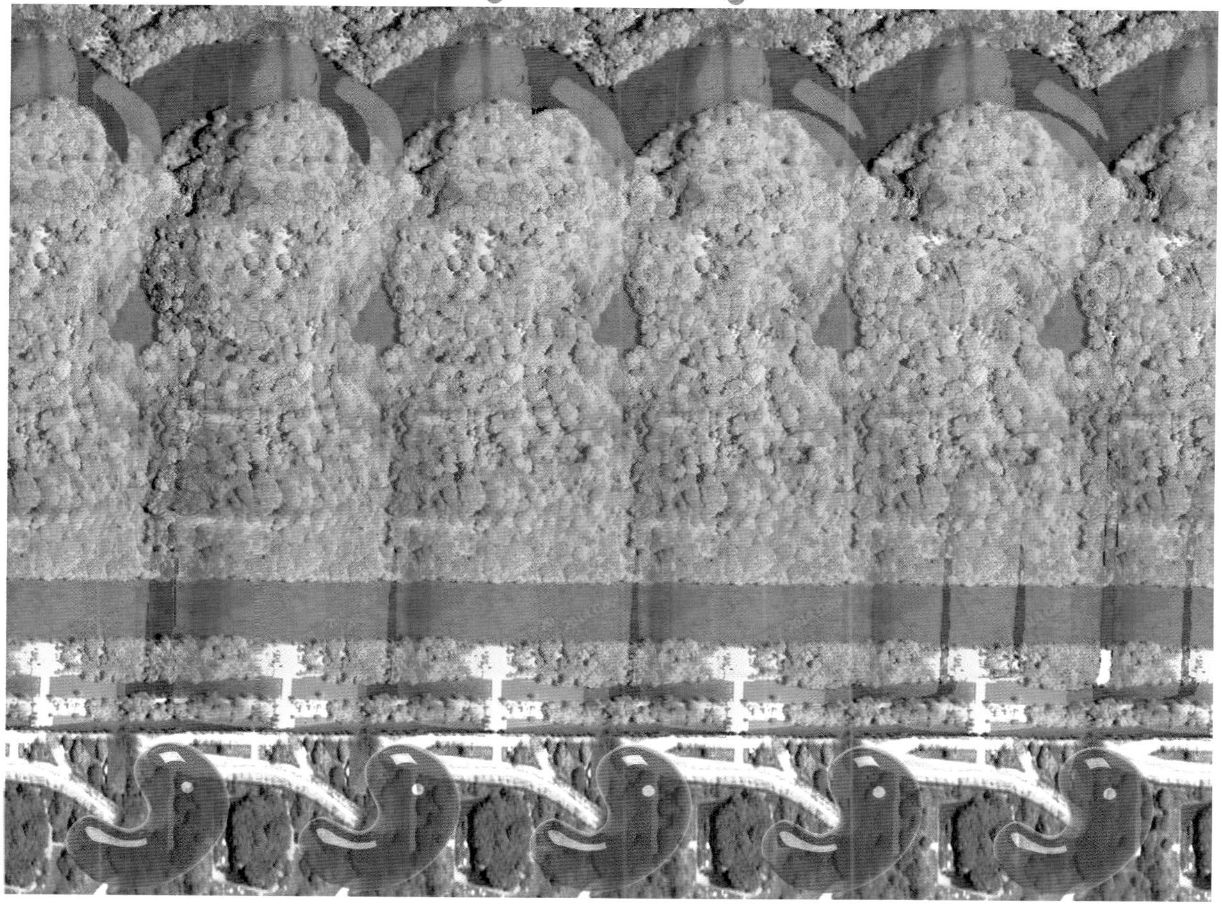

出土品　粘土の芸術

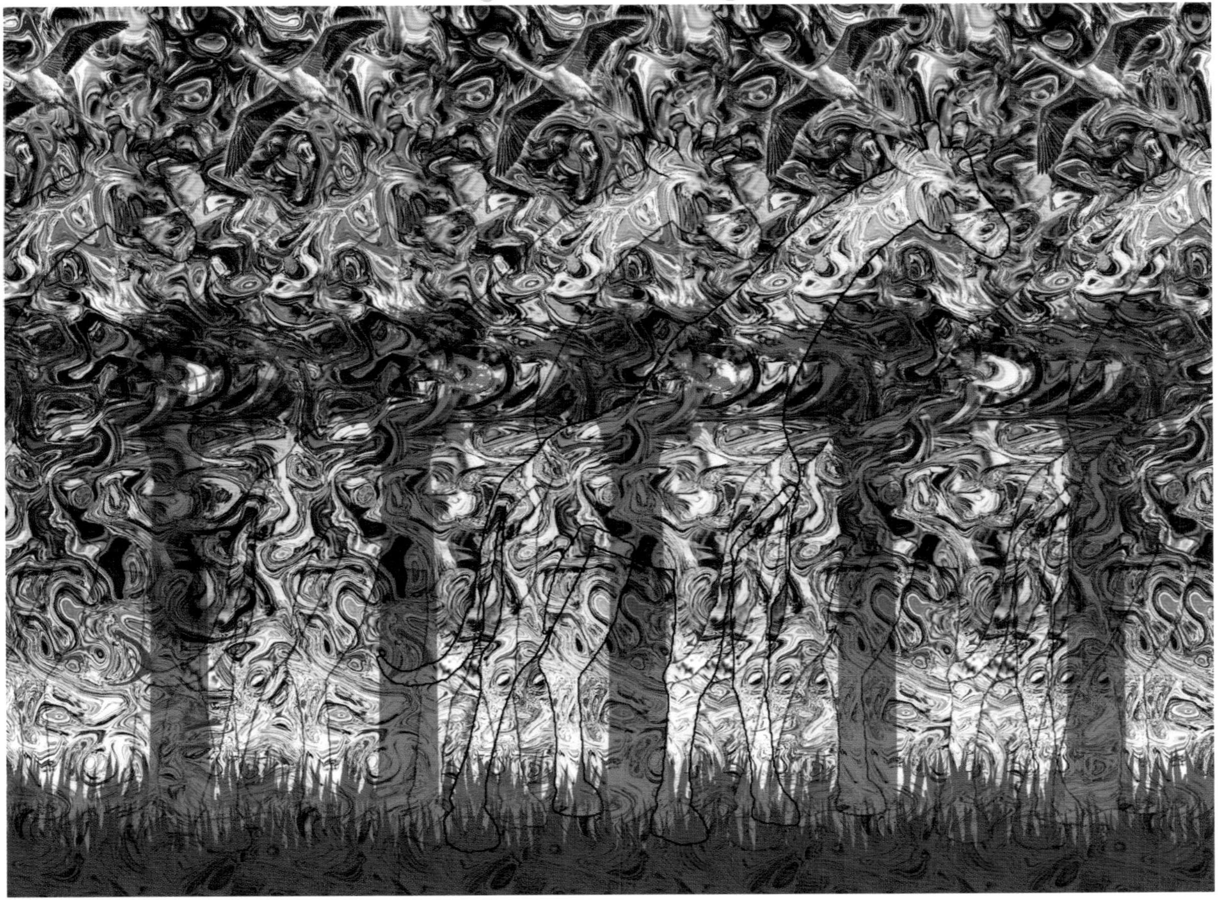

背え高のっぽ　水を飲むのが一苦労

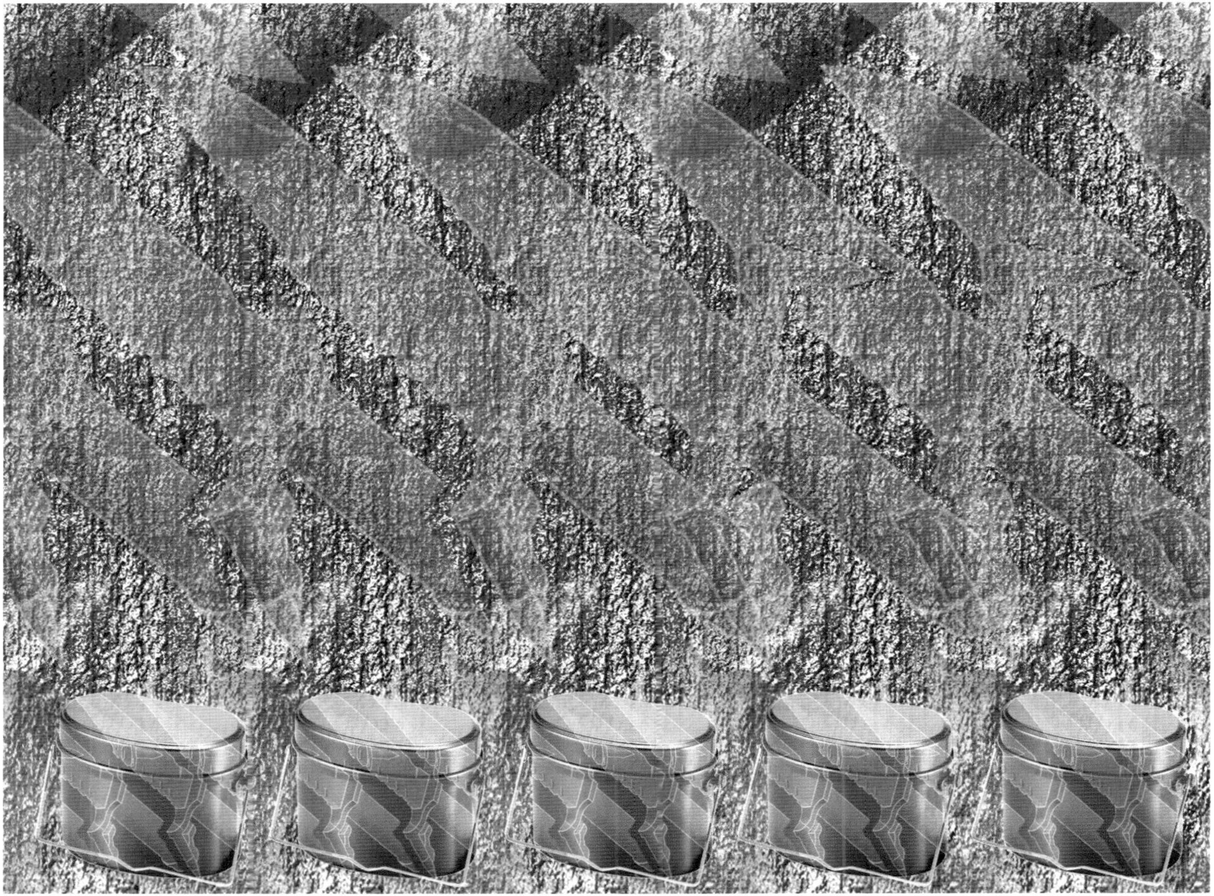

キャンプ用品　ふだん持ってちゃいけません

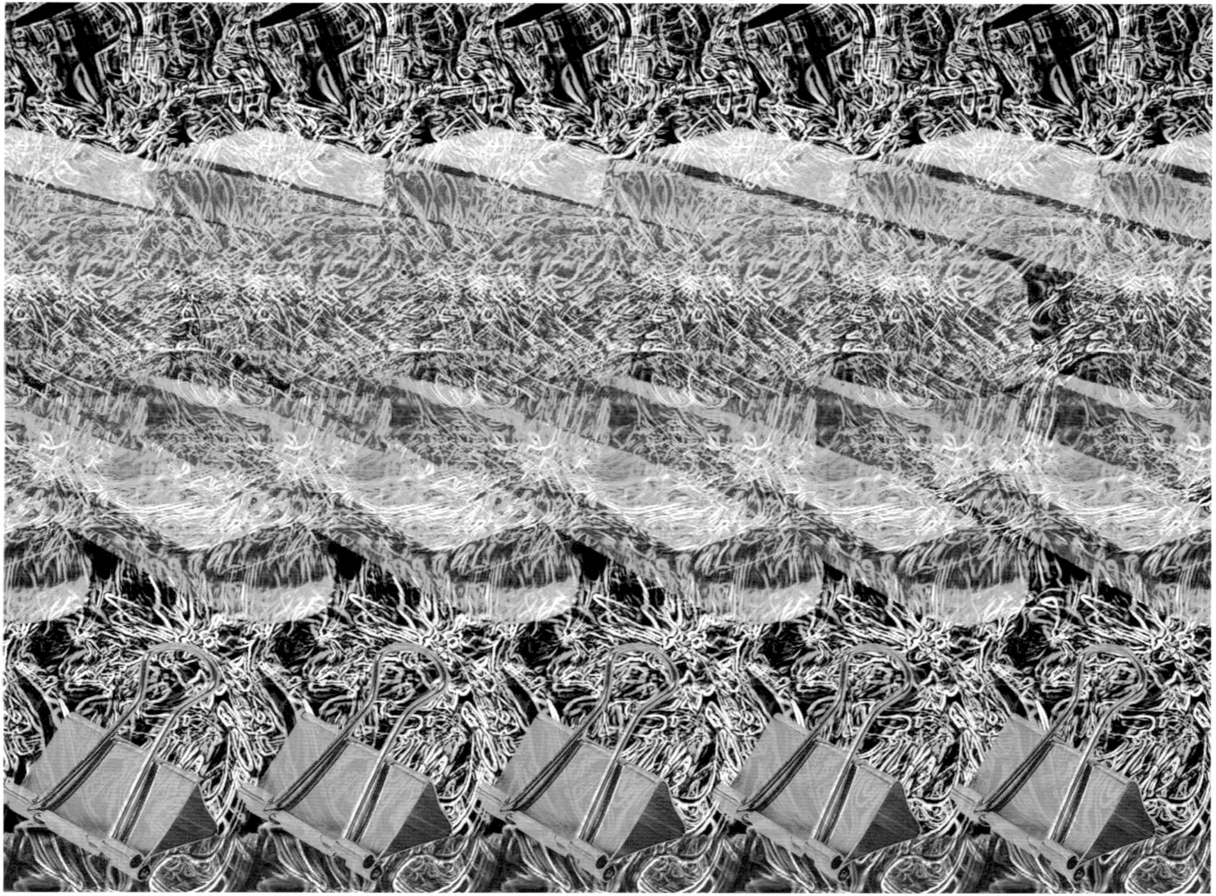

ガチャン　これで綴《と》じます

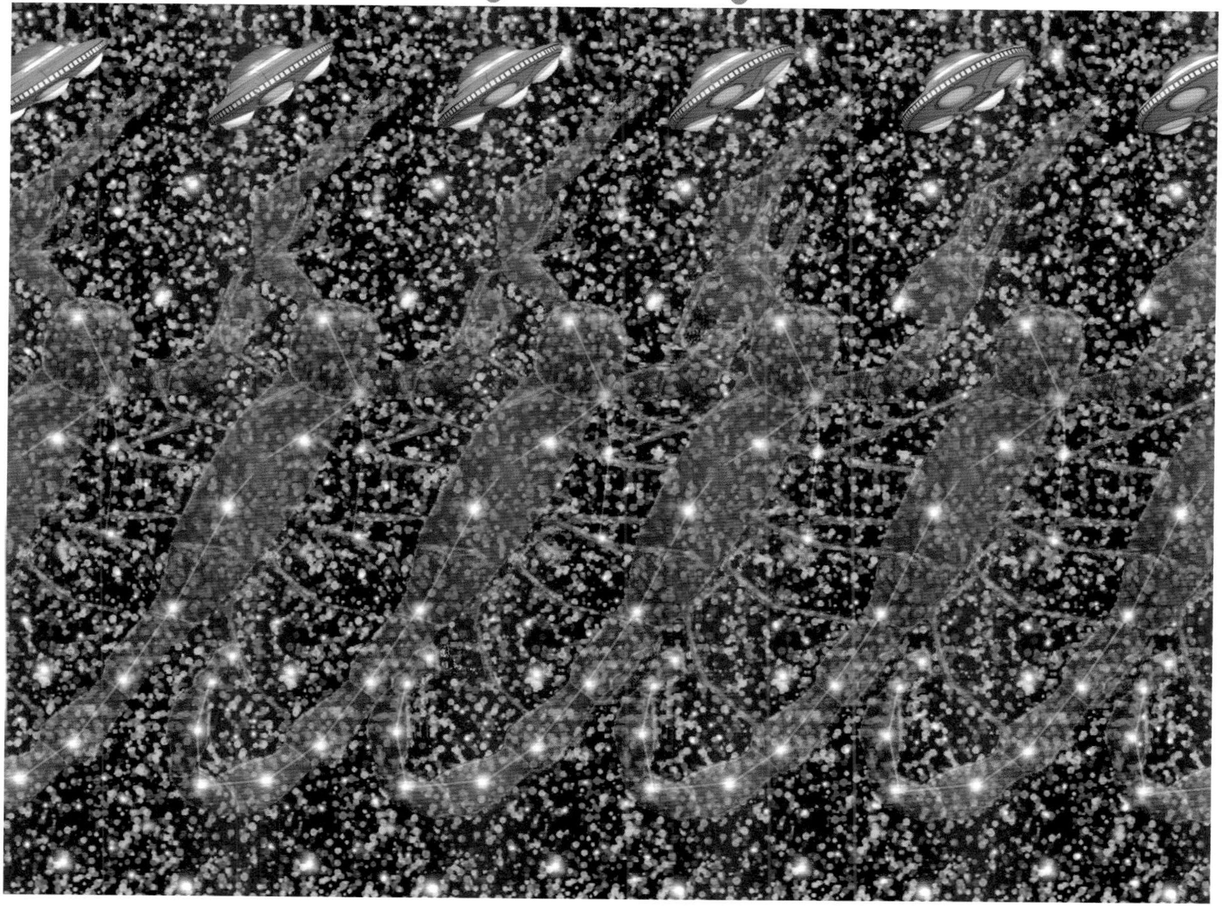

夏の夜空　S字形で有名です

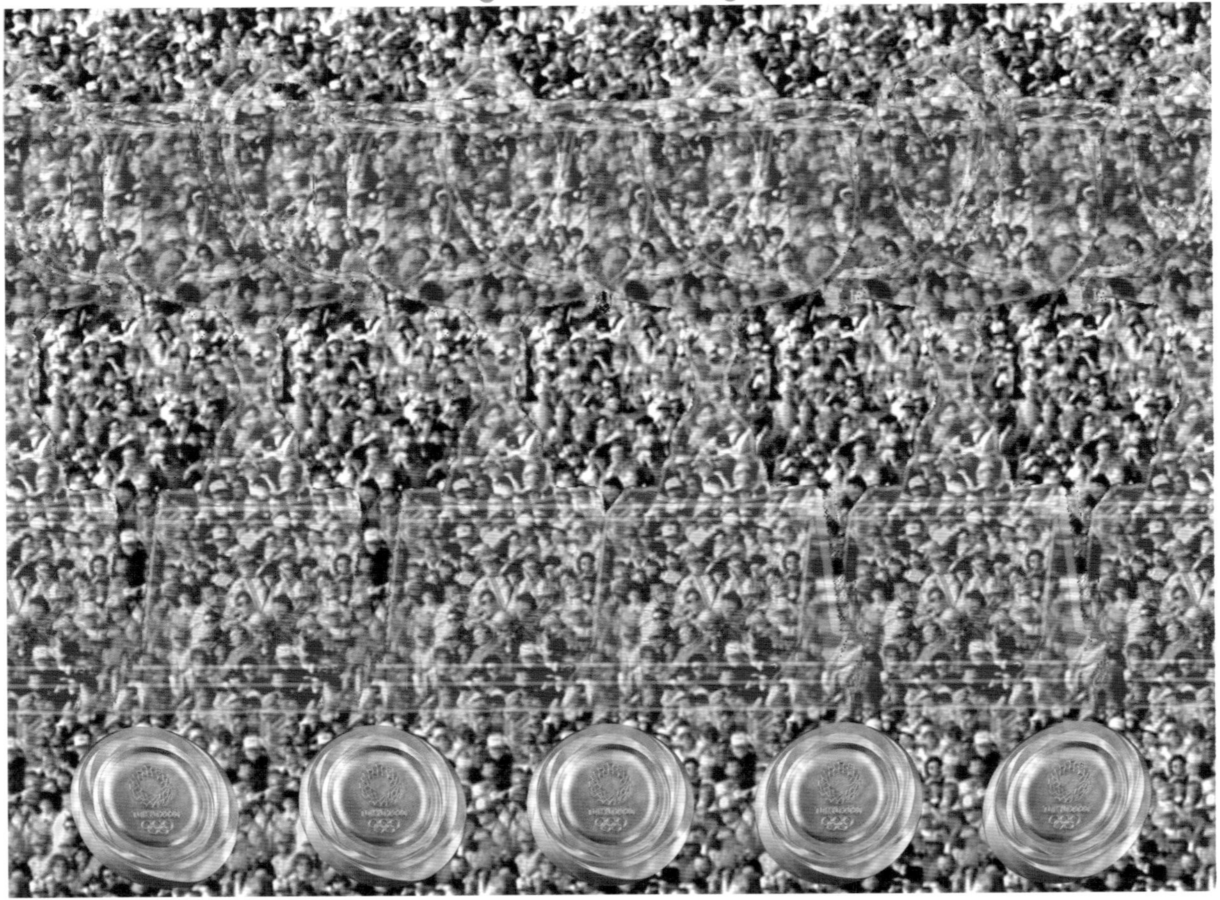

優勝　賞状と一緒にもらいます

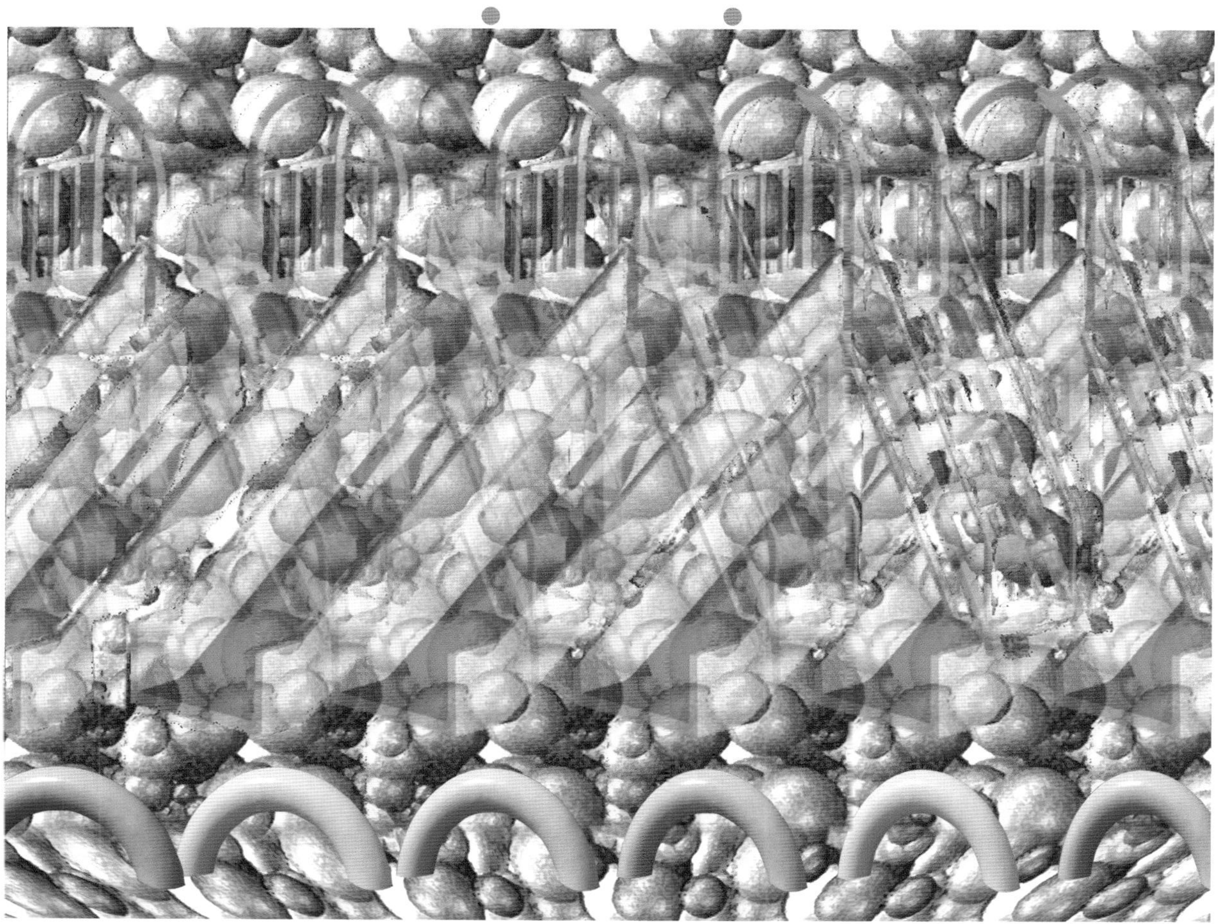

公園の遊具　こわい！楽しい！

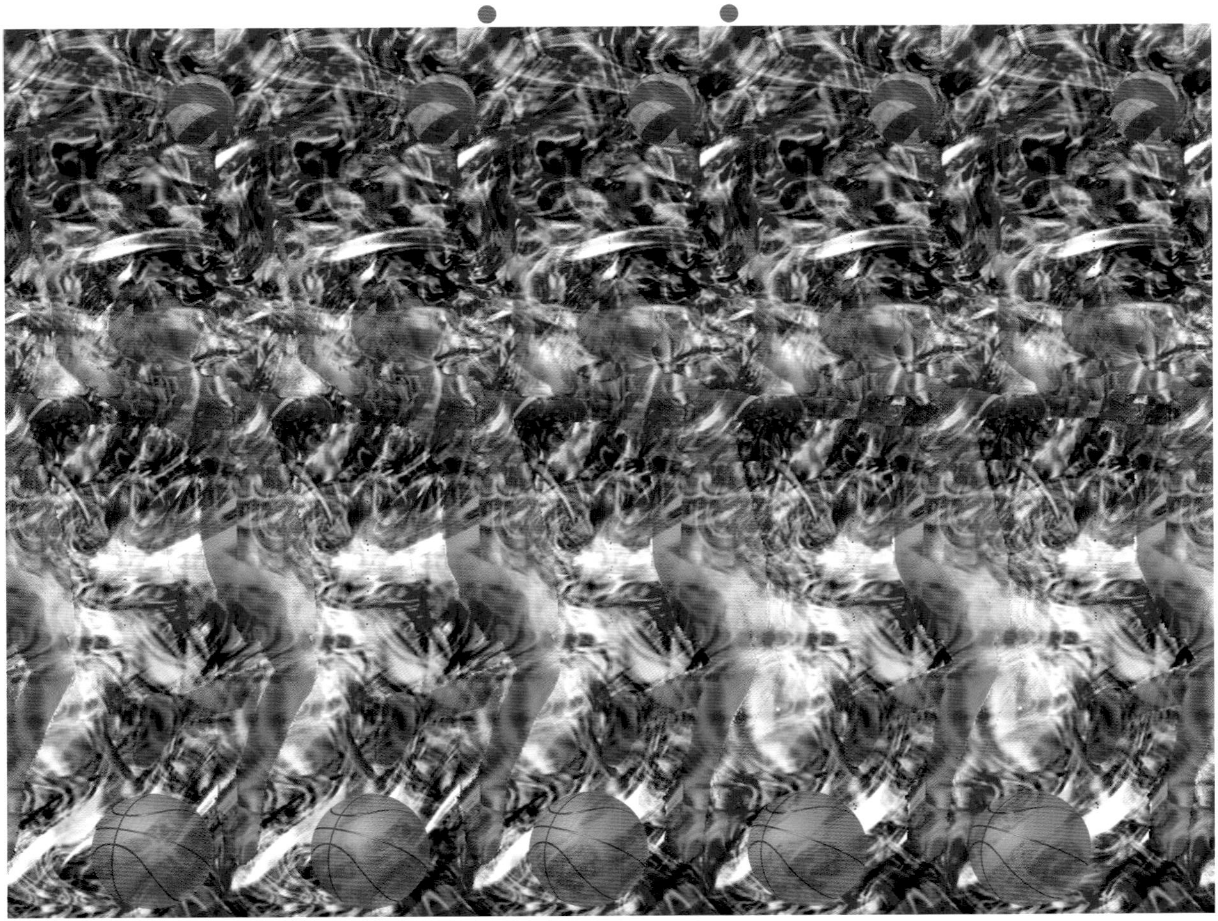

渾身《こんしん》の攻め　打ち抜く！

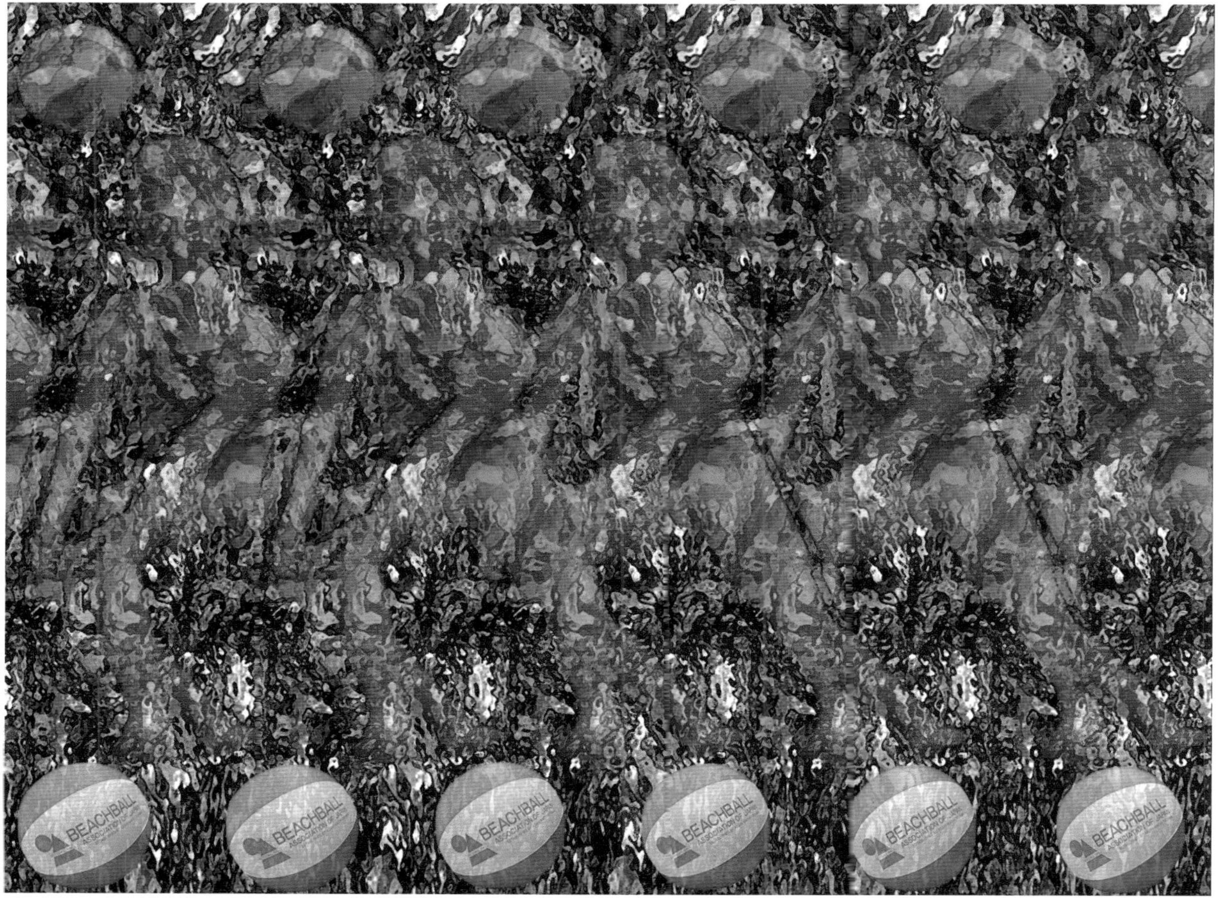

任せて！　鉄壁の守り

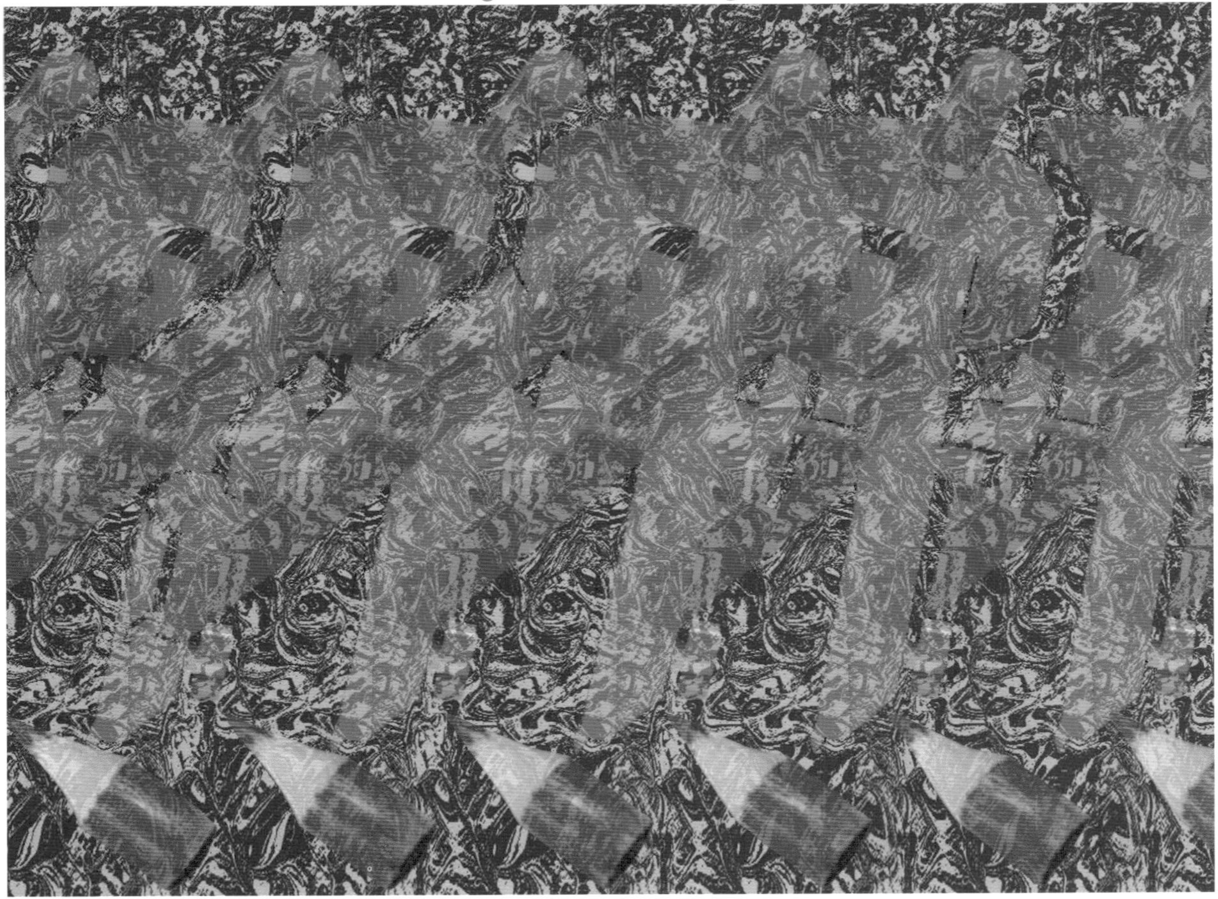

足長いです　二本足の輪舞《りんぶ》

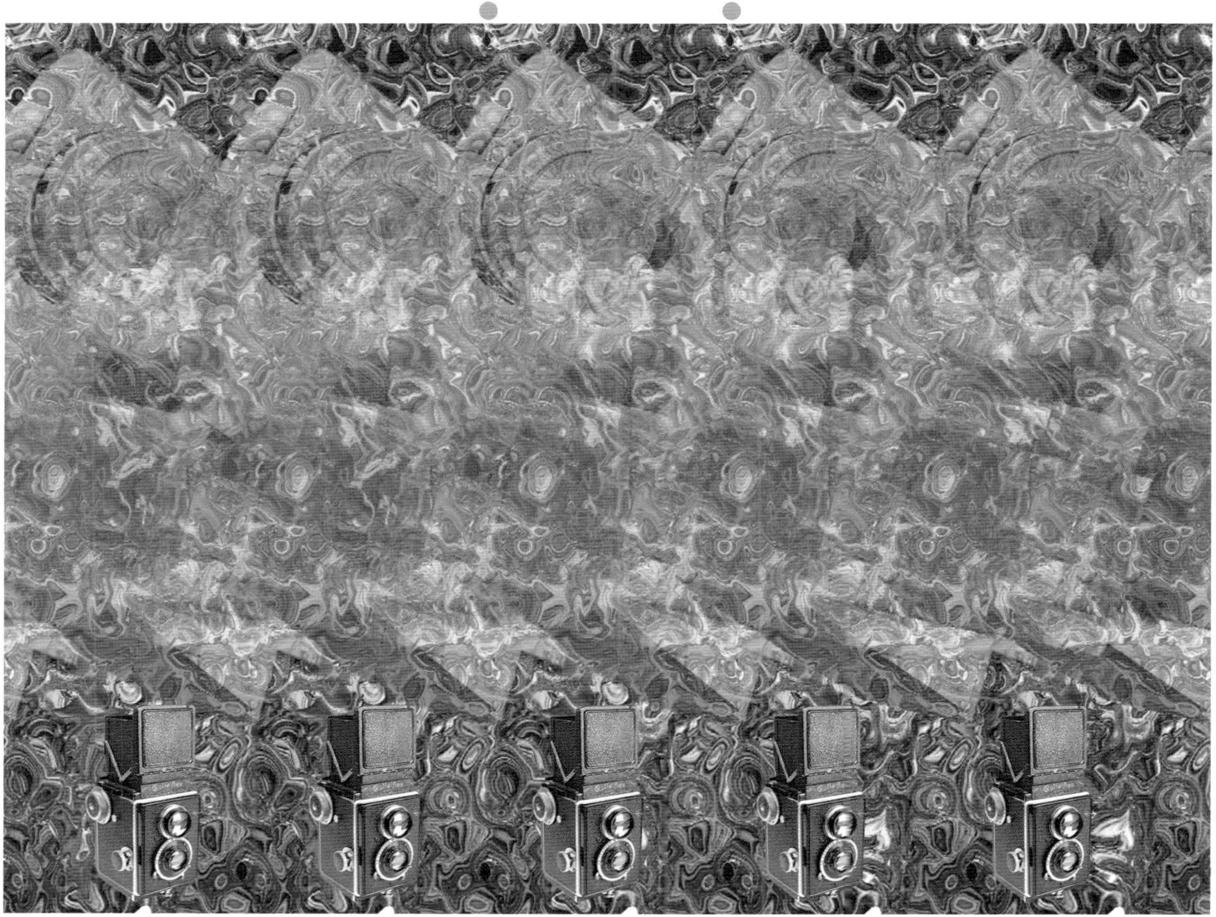

パシャとジー　想い出を残します

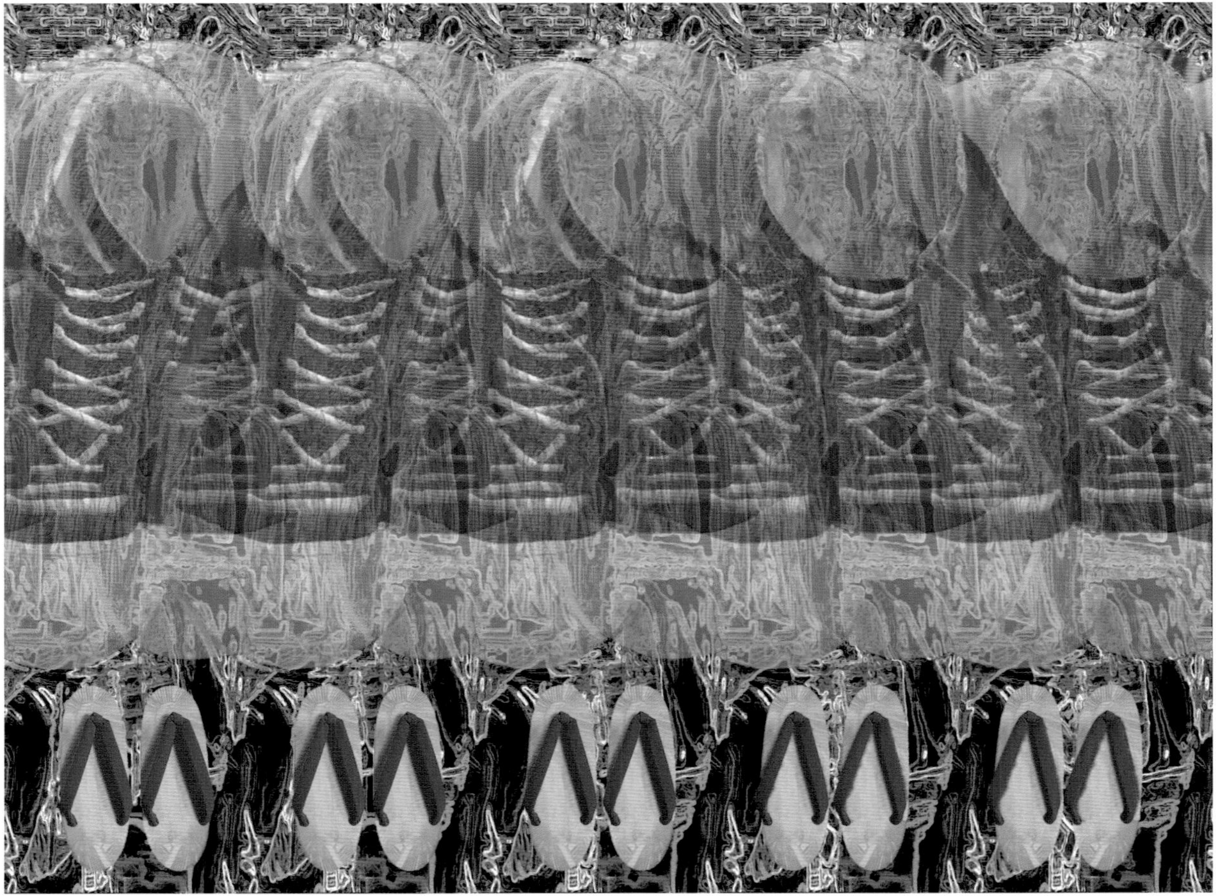

お出かけ　ヒモをギュッと結んで

かんたんな視力回復運動 その3

最近問題になっているのは、スマホやゲーム機を長時間いじっている人が増えてきたことです。長時間というのは半端《はんぱ》でなく、6時間くらいはザラだというのですから驚きます。

長時間スマホをやって何が悪い！と言われそうですが、でも間違いなく悪いのです。画面が小さいスマホやゲーム機を間近に置いて、同じ姿勢を何時間も取り続けると、眼筋がそこで固定されます。眼筋によらず、どんな筋肉も同じ状態を強《し》いられたら、そのまま固まってしまい、元に戻すのはたいへんです。

ですから時々眼をスマホから放し、p.21に書いてあったような眼筋運動を行なうのは、眼にとってこの上なくよいことなのです。

仕事や勉強をするとき、なるべく行儀悪くしなさい、なんて言葉を聞いたら信じられますか？でも本当なのです。

仕事中、勉強中、眼にとって何がいちばんいけないかというと、決まった姿勢、決まった距離、決まった角度で一定のものを見続けることです。

デスクに向かって、長時間、ノートやモニタ、帳簿などを、同じ姿勢でずーっと見続けるのは、結局長時間スマホをいじるのと同じことになります。

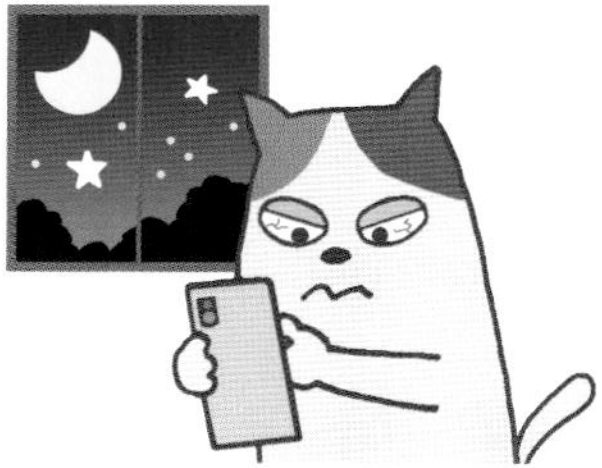

「行儀悪く仕事や勉強をする」という意味は、姿勢よく仕事を続けないで、しょっちゅう体の向きを変え、位置をずらし、角度を変える、ということなのです。足を組んだりほどいたり、思い切り後ろに反ったり、机に頬杖《ほおづえ》をついたり、横を見ながらブラインドタッチでキー入力してみたり、顔を振りながら数字をチェックしたり…と、いろんなことを試してください。それによって眼球への光の入射角度も変わり、ピント調節の具合も変わるのです。行儀の悪い姿勢の変化に合わせて眼球が動き、眼筋も硬直しないですみます。

ただし、あまりやりすぎると、うるさい上司や先生に眼をつけられますけど、そこまで筆者は責任をとれません。

カタカナとひらがなのどちらが多いですか？

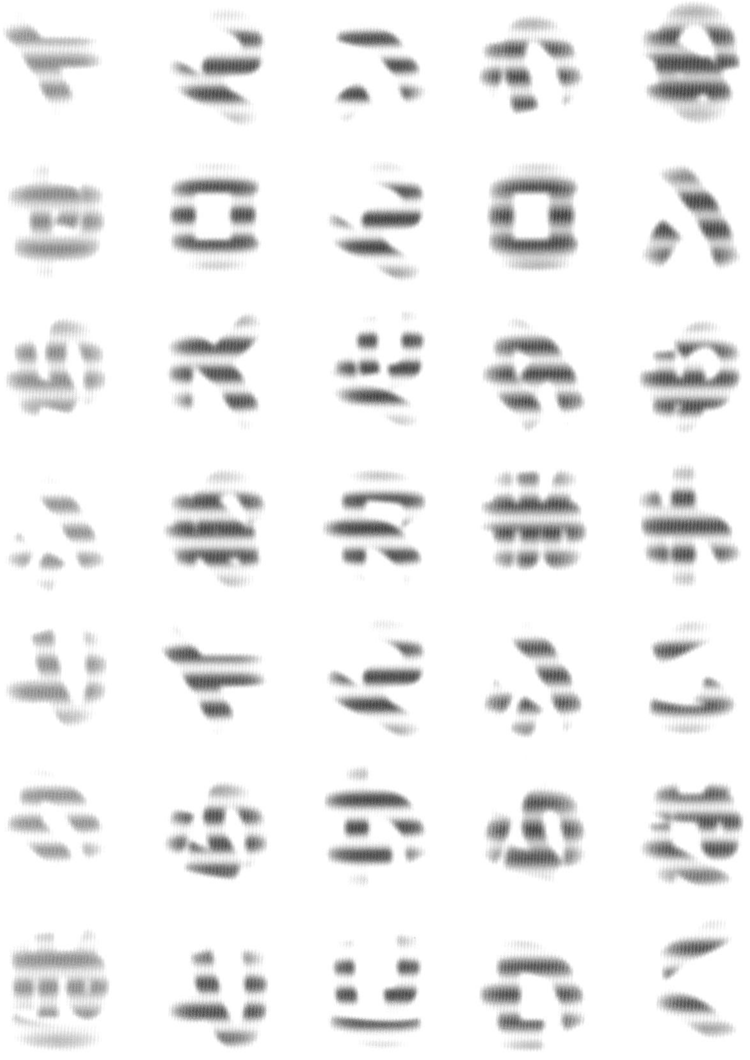

4種類の動物がいます。
ウサギは何匹、ネズミは
何匹いるでしょう？

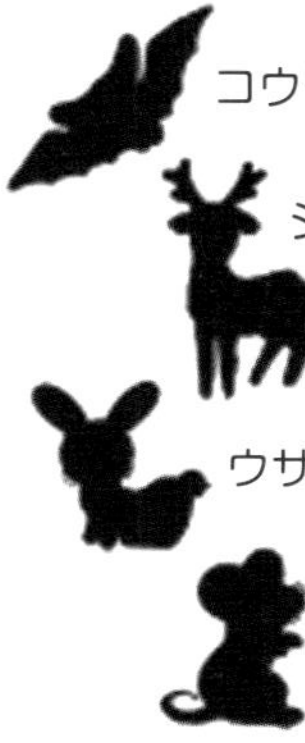

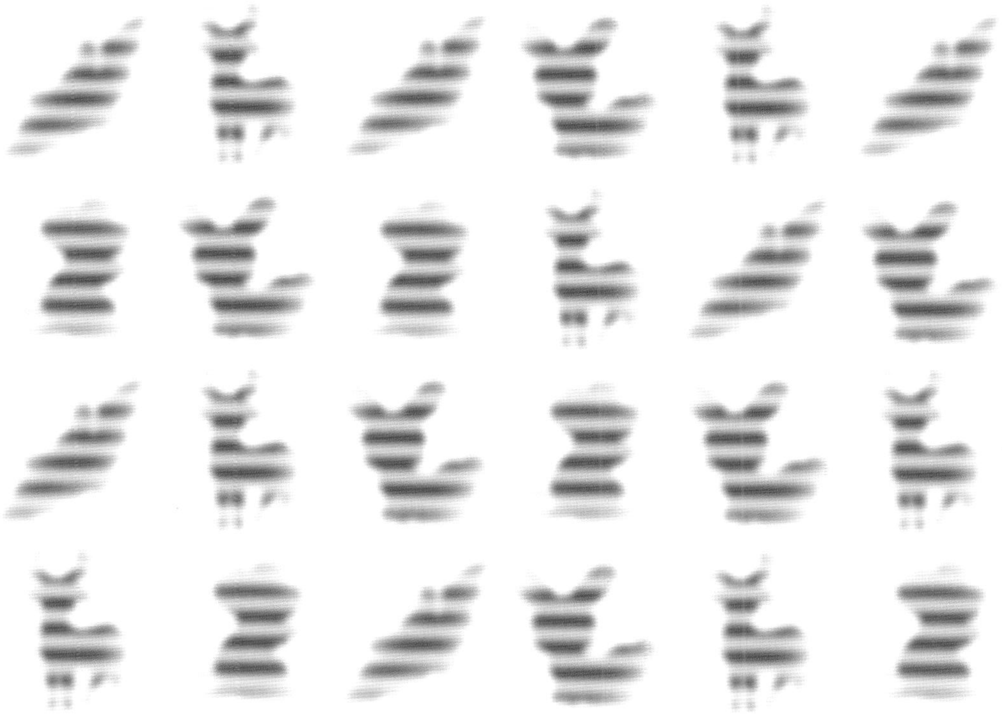

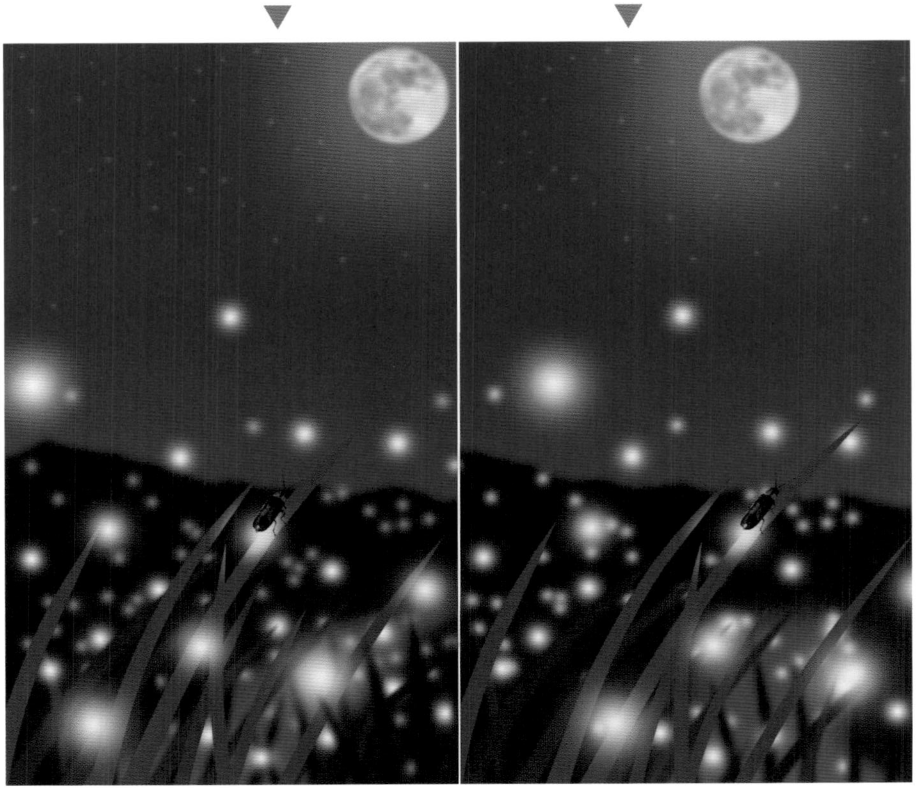

「交差法でごらんください」

群舞　いま見えているものがみな立体になって見えます（解答はありません）

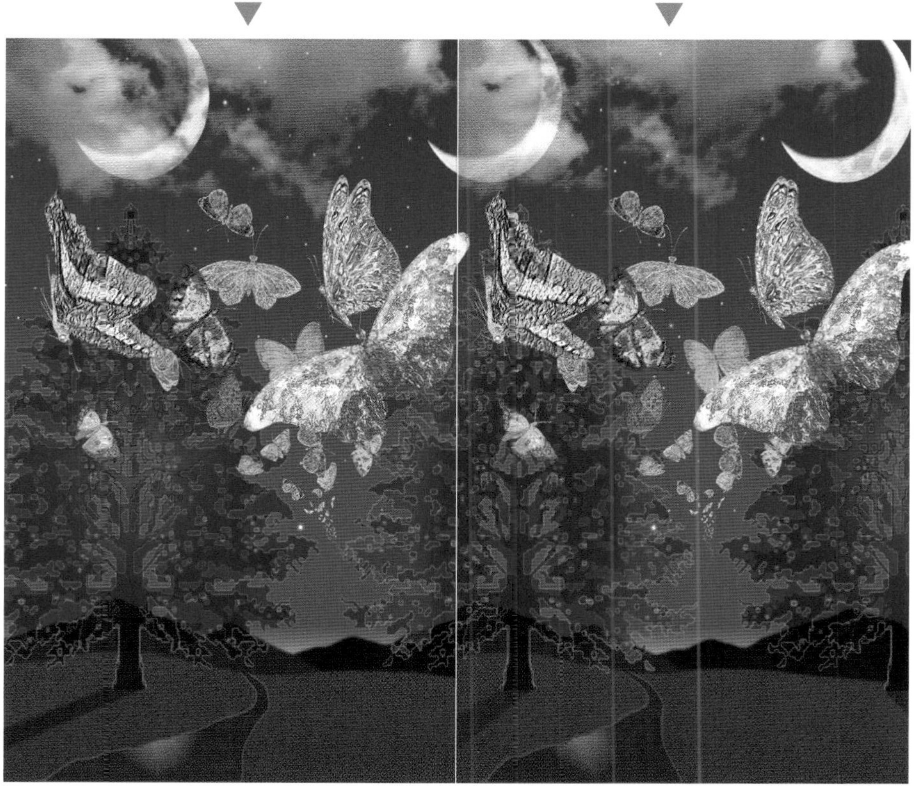

「交差法でごらんください」

美は乱蝶《らんちょう》にあり　いま見えているものがみな立体になって見えます（解答はありません）

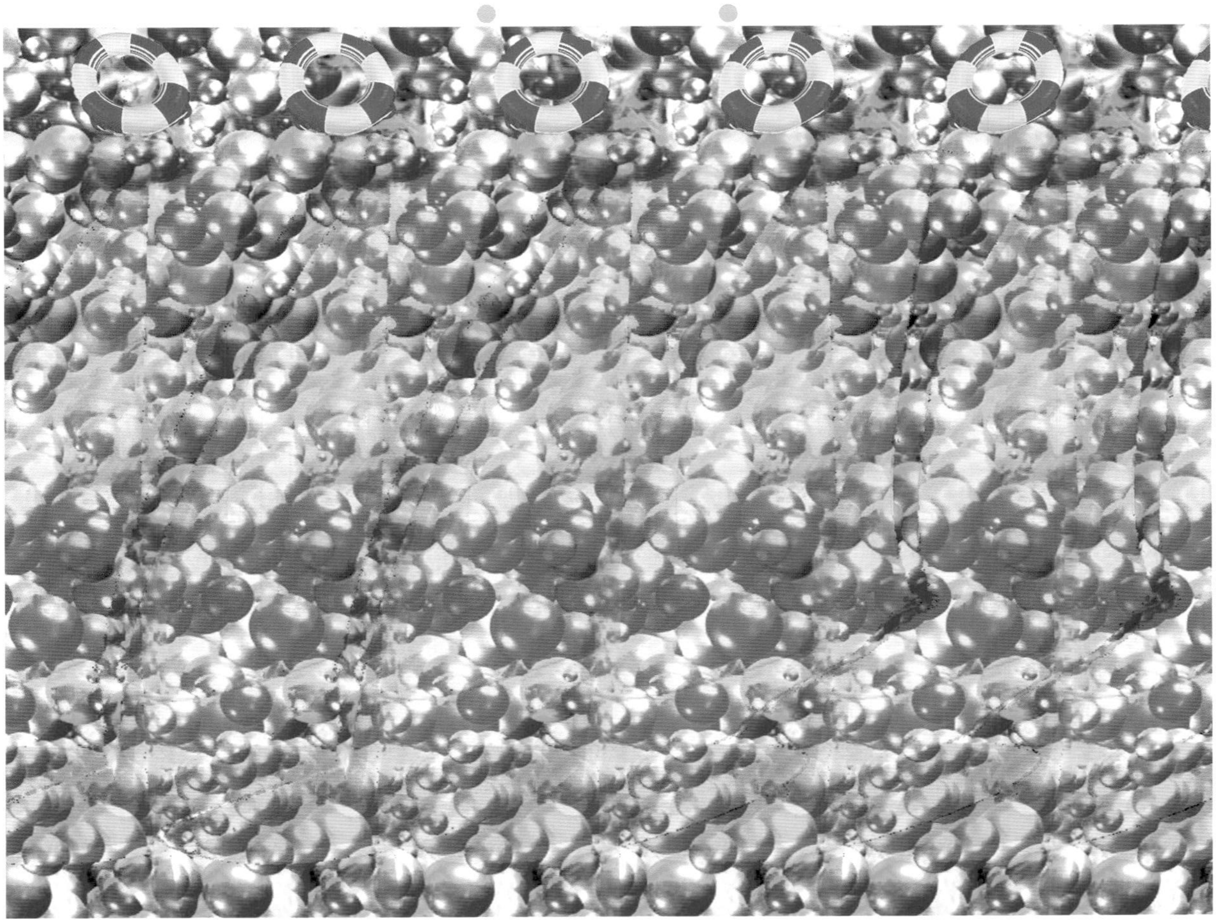

海のスポーツ　ただし風頼みです

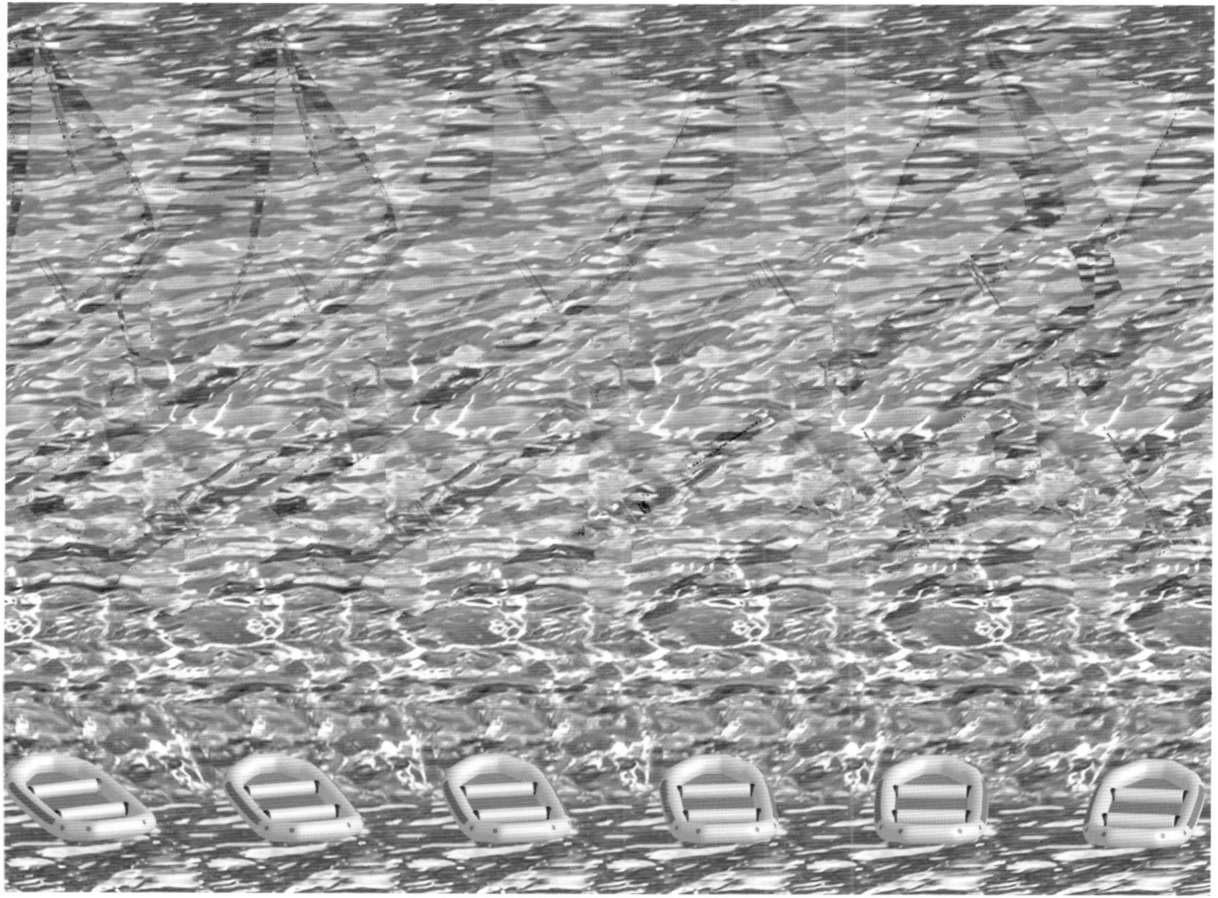

空と海から　大海原で捜索中

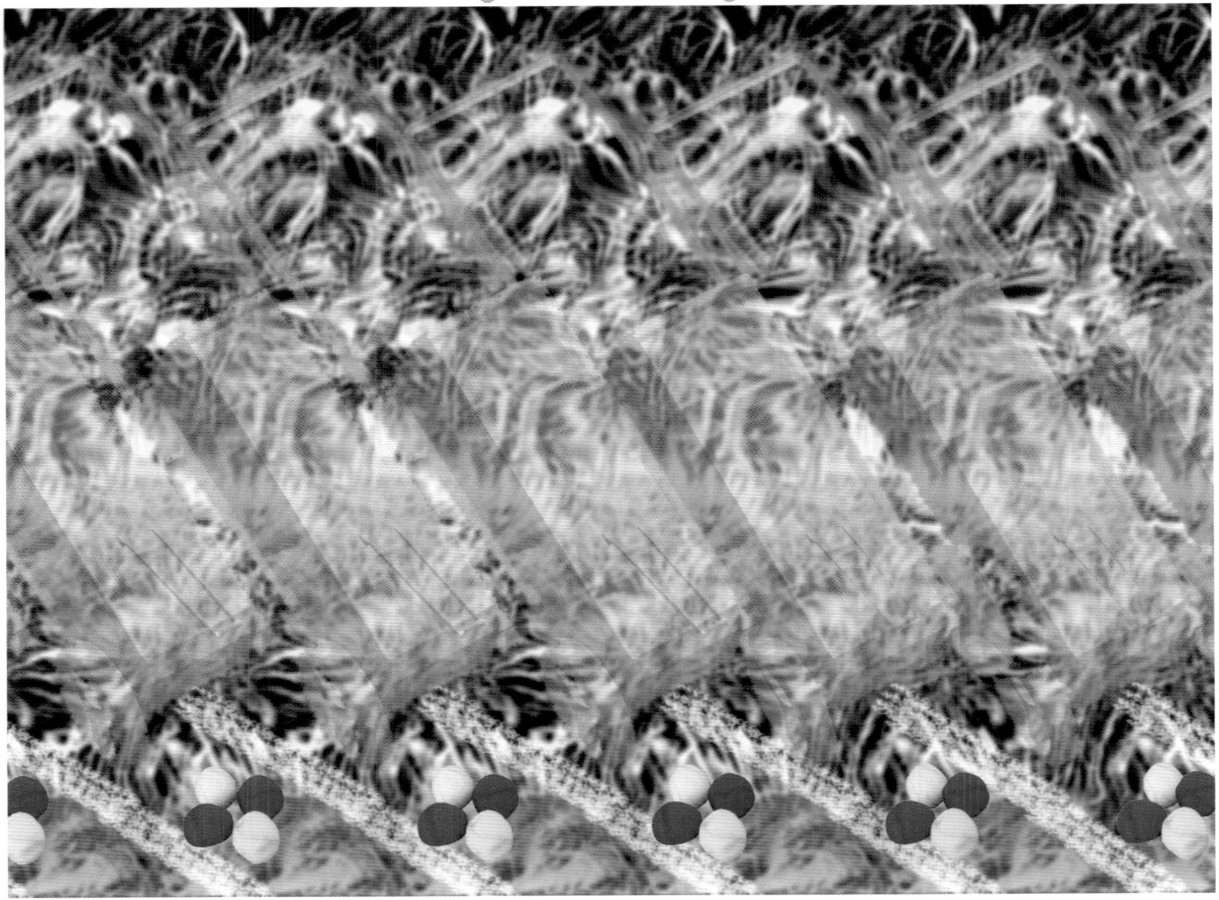

白ばかり　曲がらないようにねーっ！

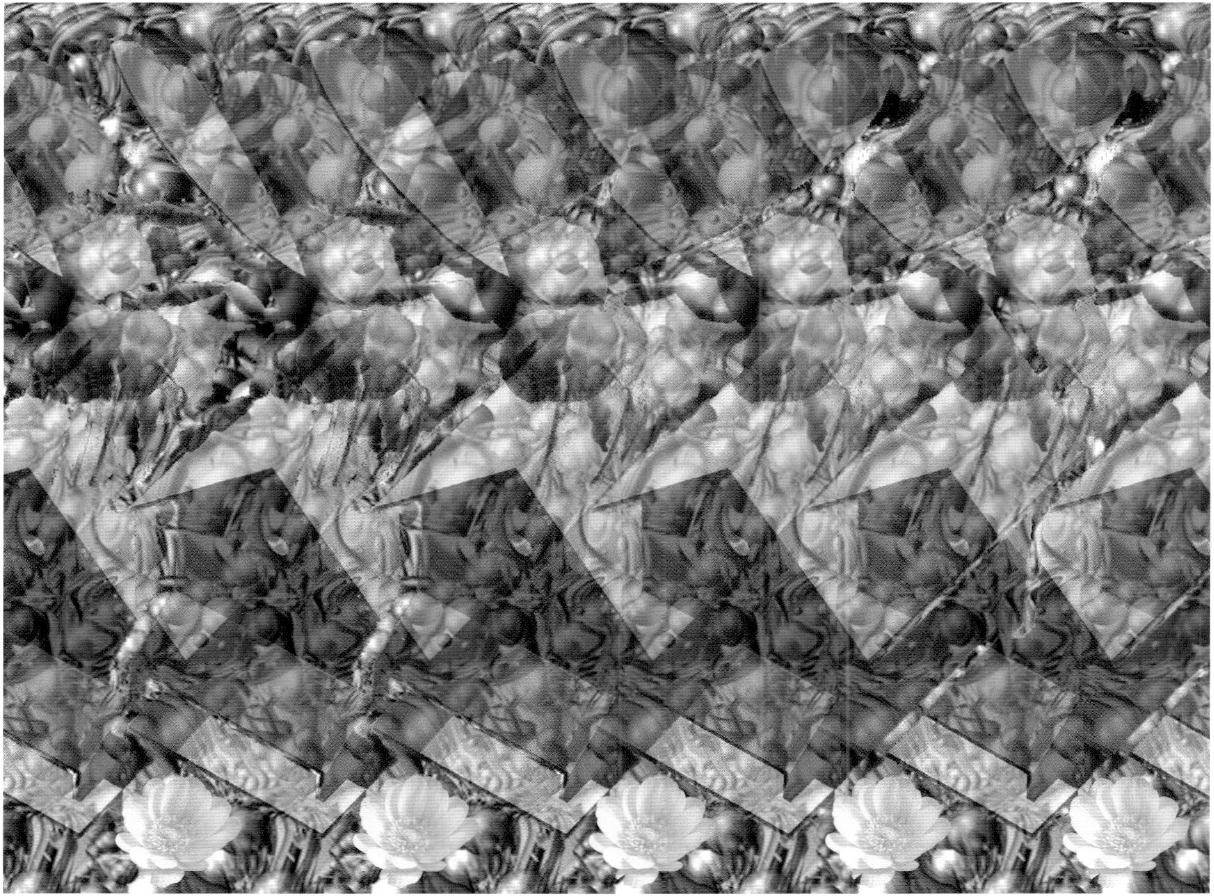

中はハニカム　ただいまーッ！

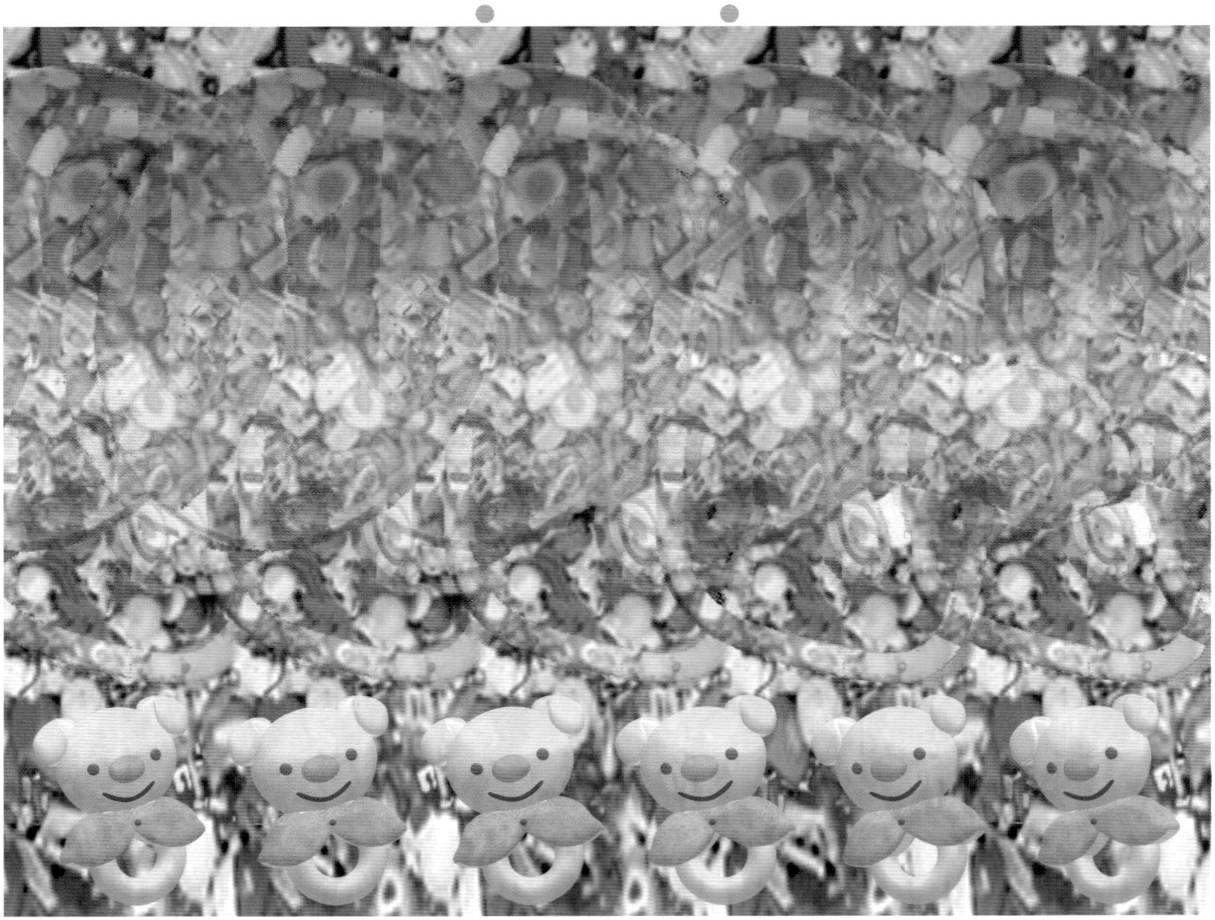

プップクプー　音階はどうですか？

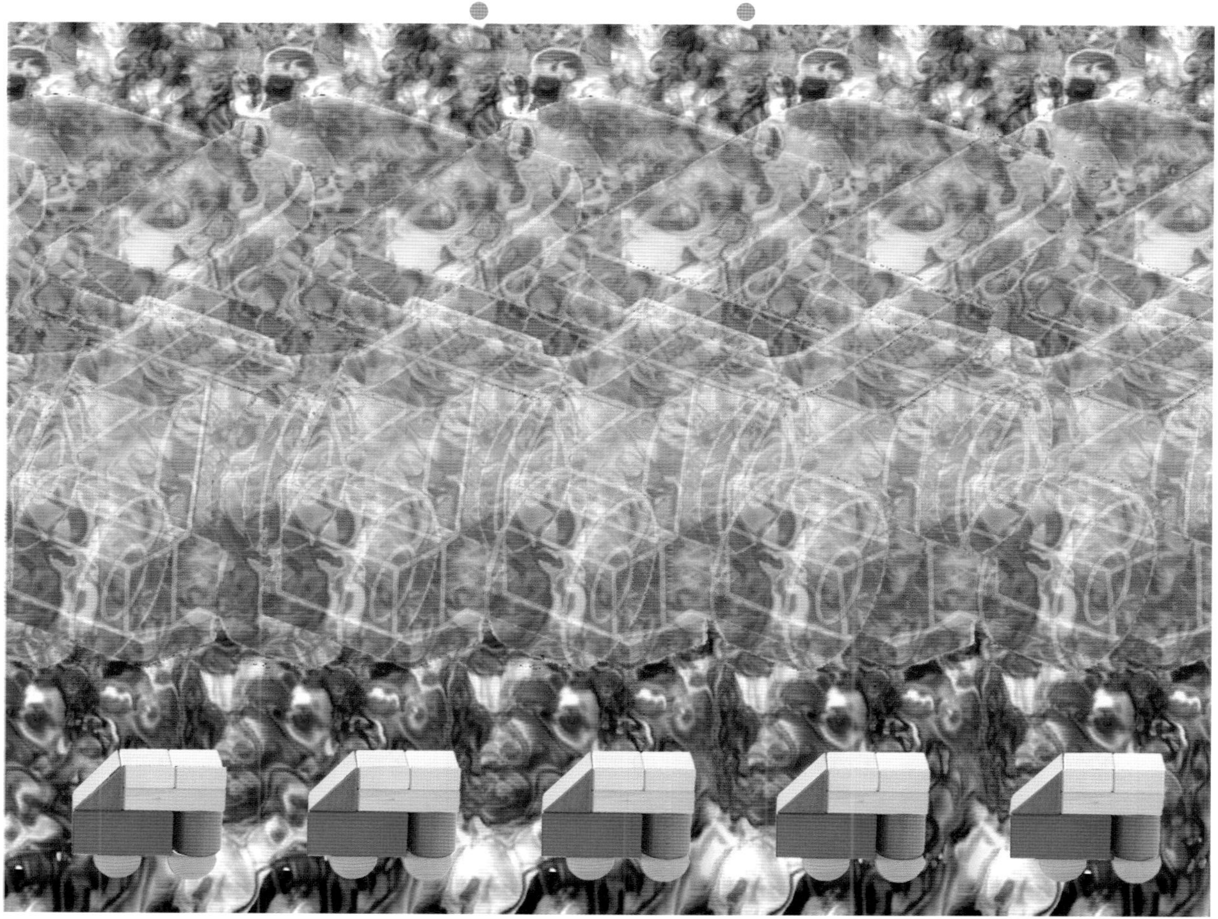

ブップー　押せば走るぞー！

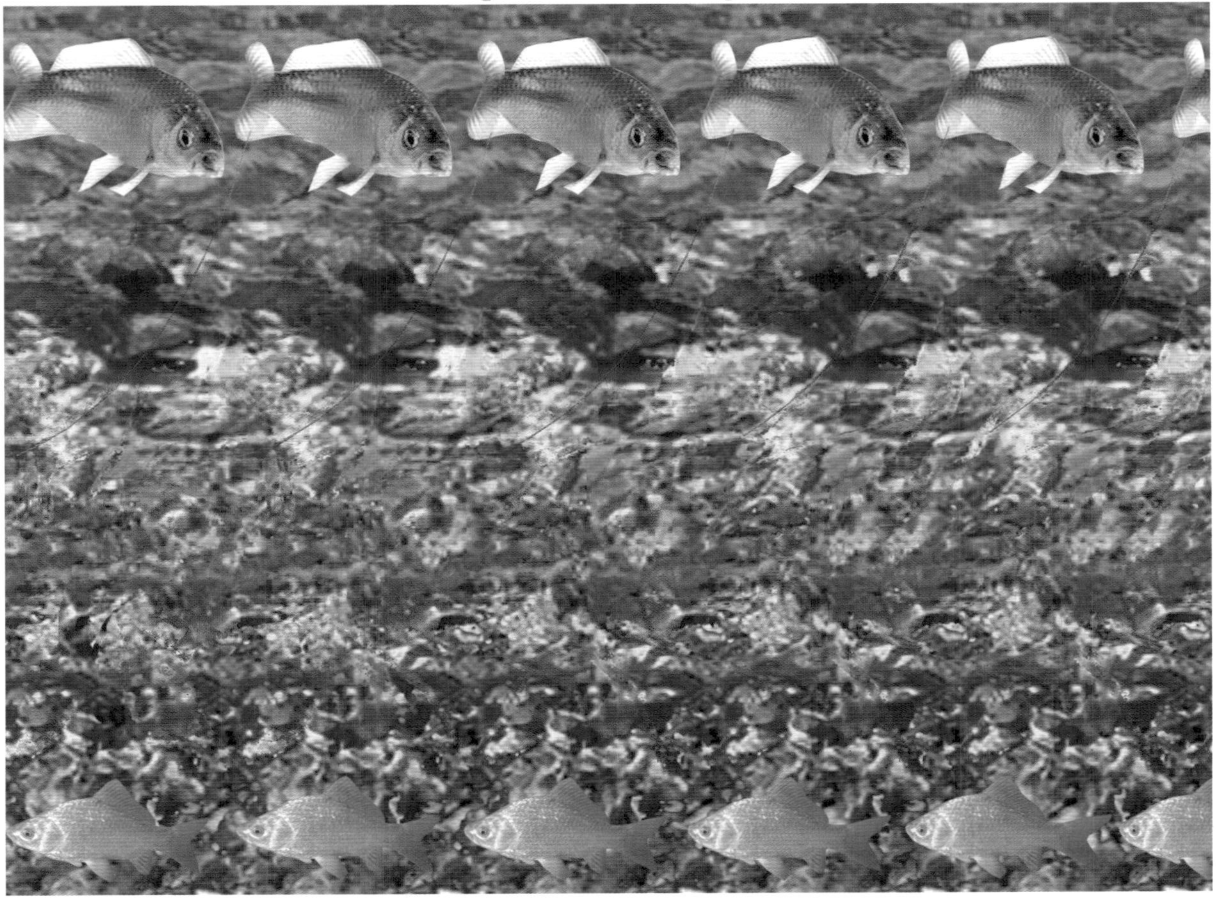

イン・ザ・リバー　エビでもカニでもありません

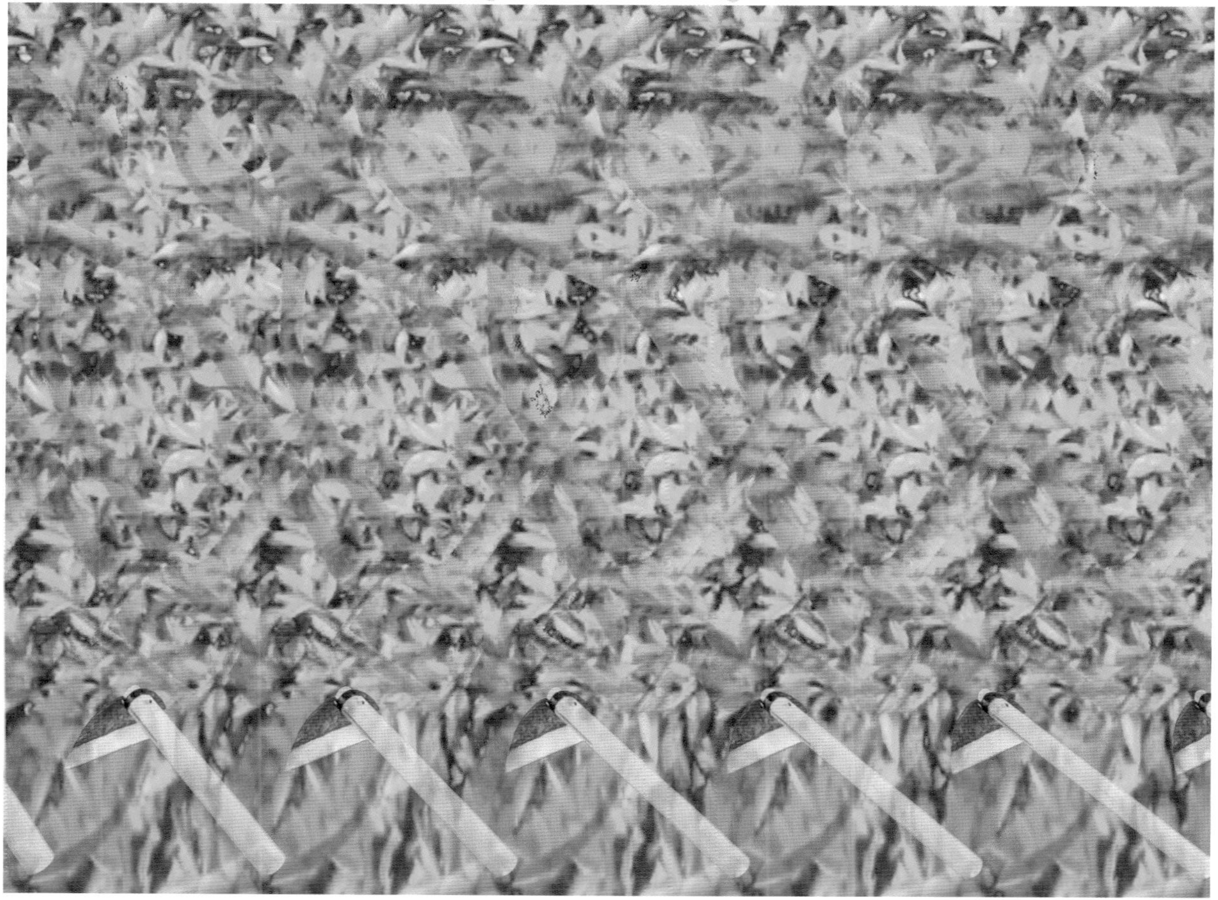

園芸用品　庭のお手入れはこれで

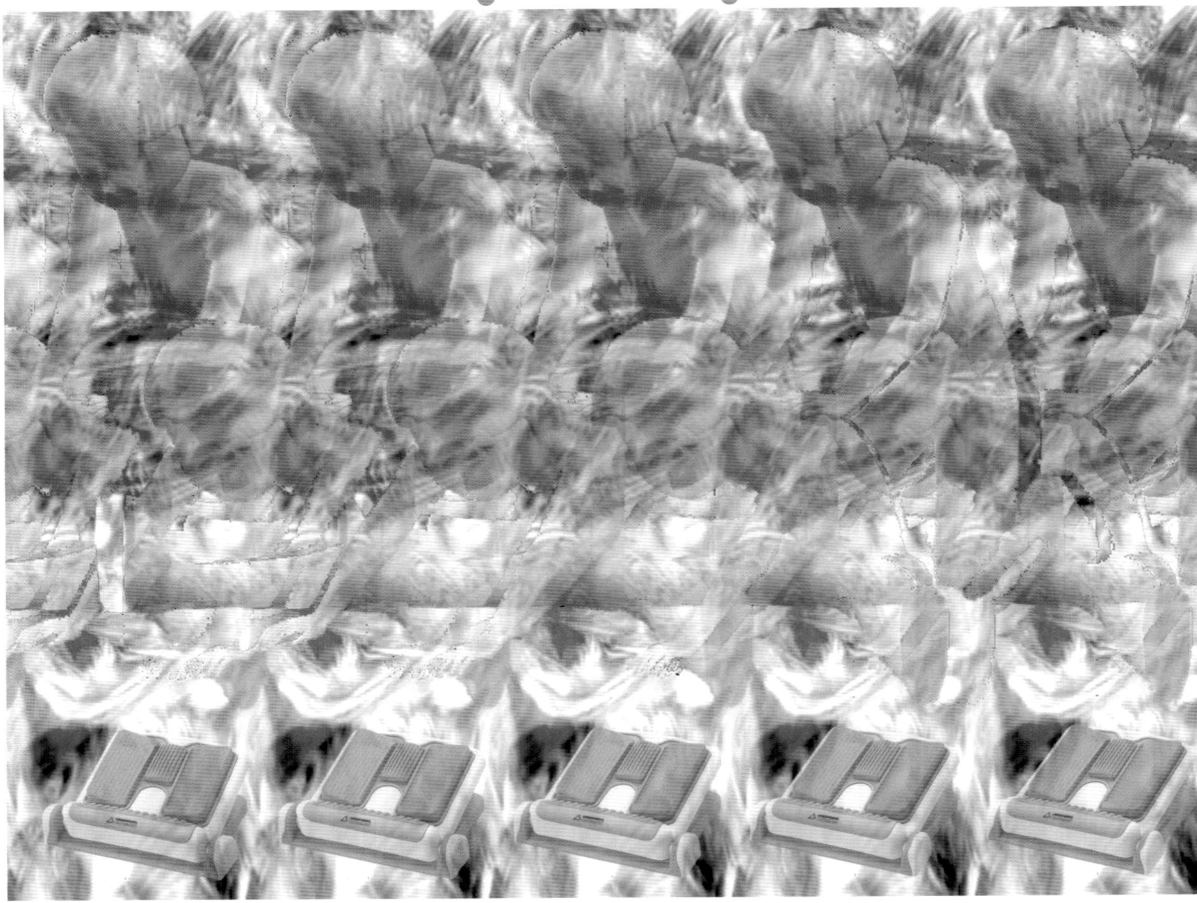

押すなよ！　イタタタタ・・・！

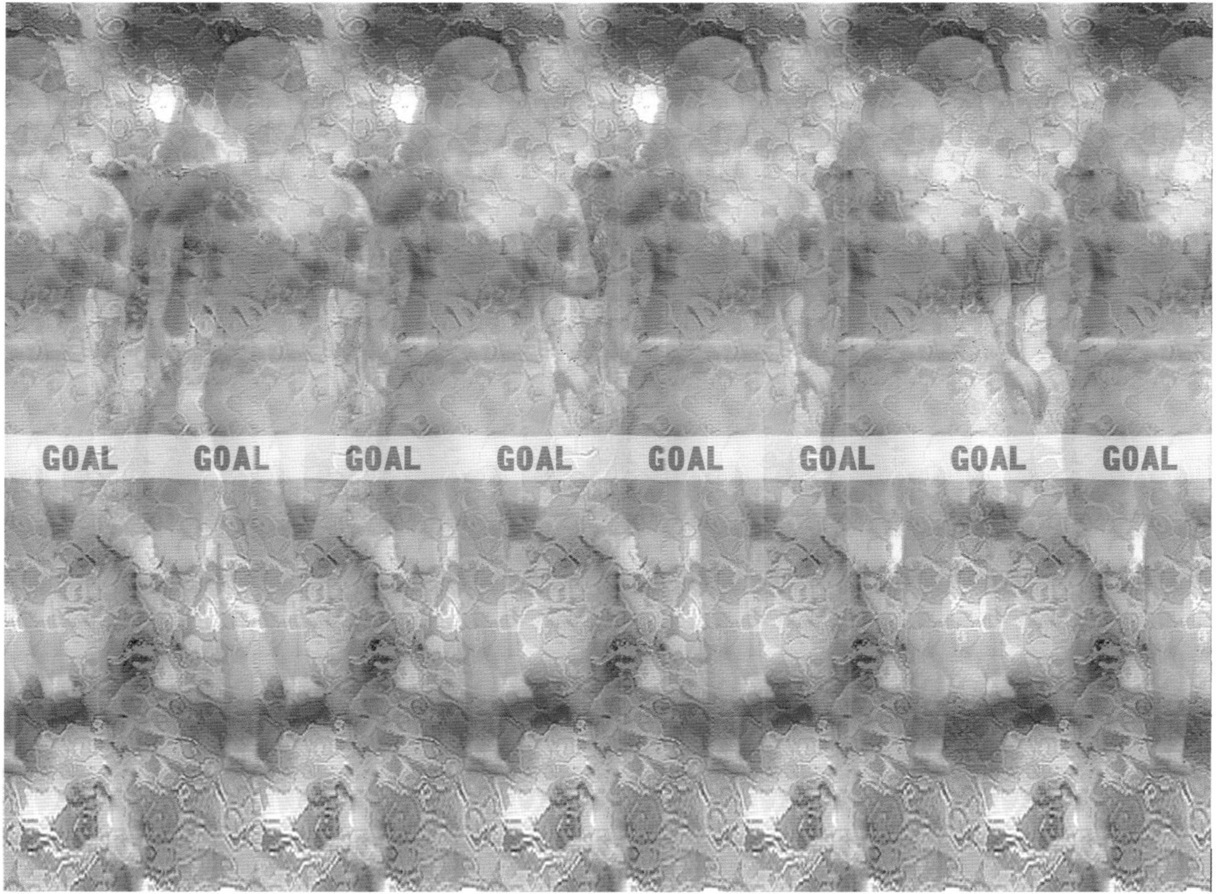

接戦　がんばれーッ

素数《そすう》：1より大きい整数で、1と自分自身でしか割り切れない数。
たとえば2、3、5は素数で、4、9は素数ではありません。
この中に素数でない数が混じっています。全部見つけてください。

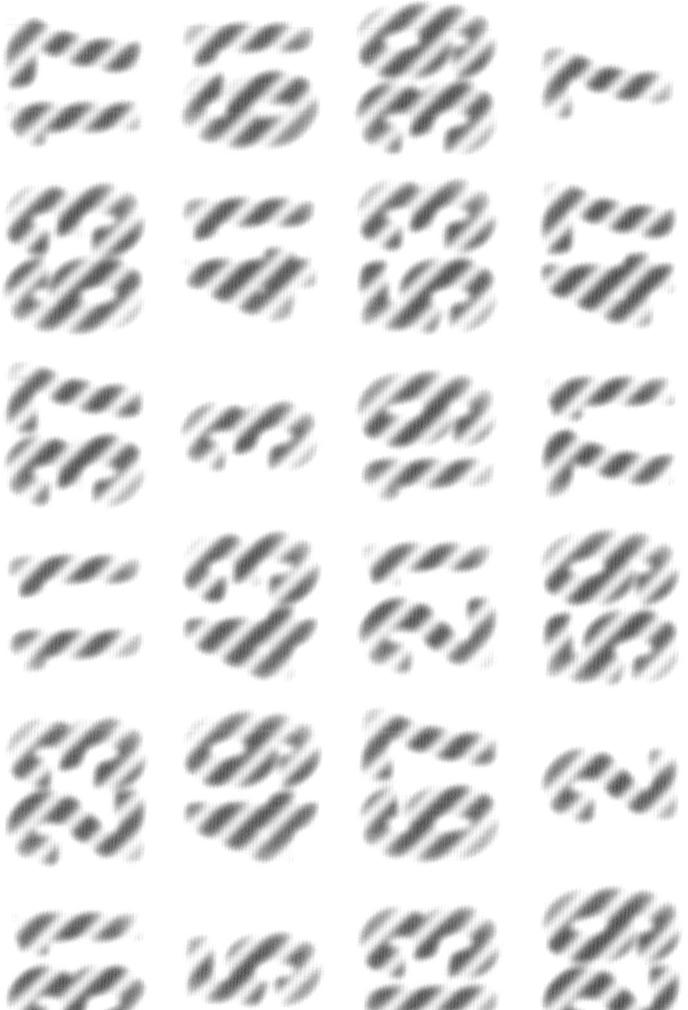

左向きのウマと右向きのロバではどちらが多い？

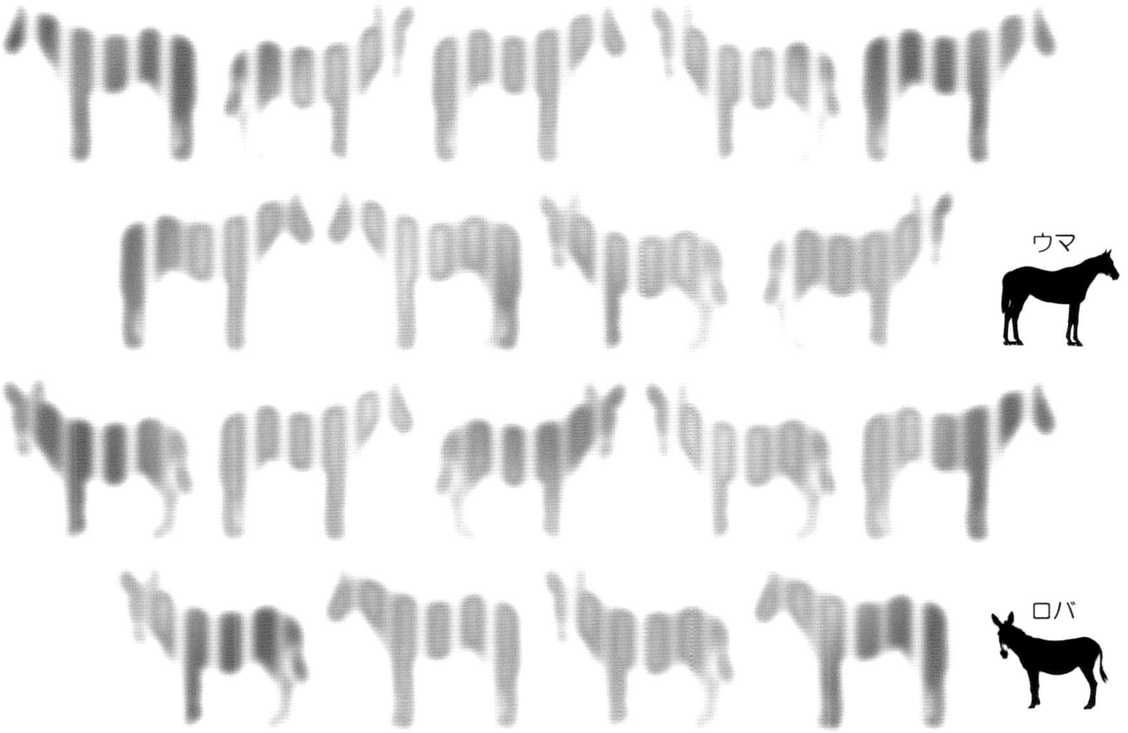

一桁と二桁の数字がありますが、
奇数と偶数のどちらが多いですか？

12	5	36	11	26	10	35
45	91	63	45	72	13	89
7	36	55	82	78	0	68
13	18	27	30	22	19	57
80	3	74	53	48	90	88

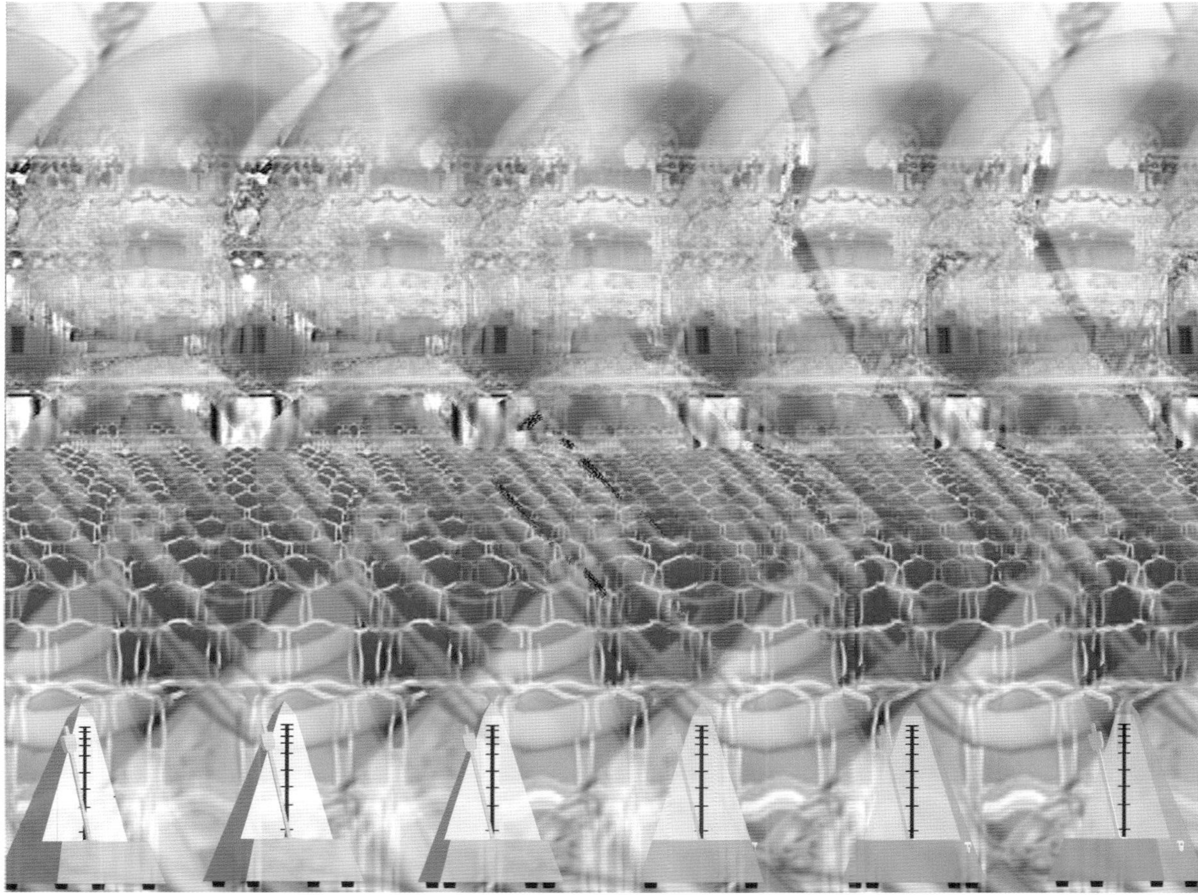

キンカン　重低音が売りもの

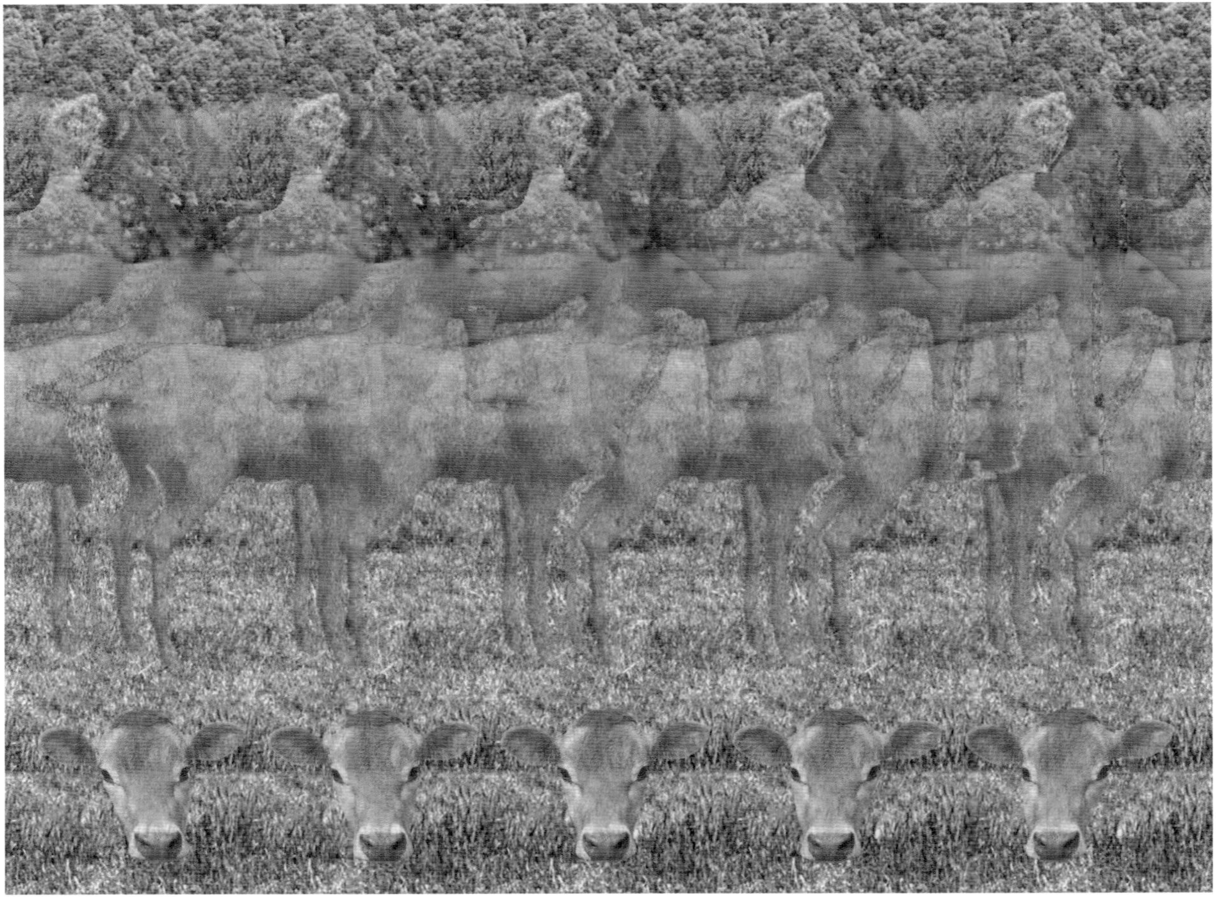

馬鹿　違います！悪口じゃないんです！

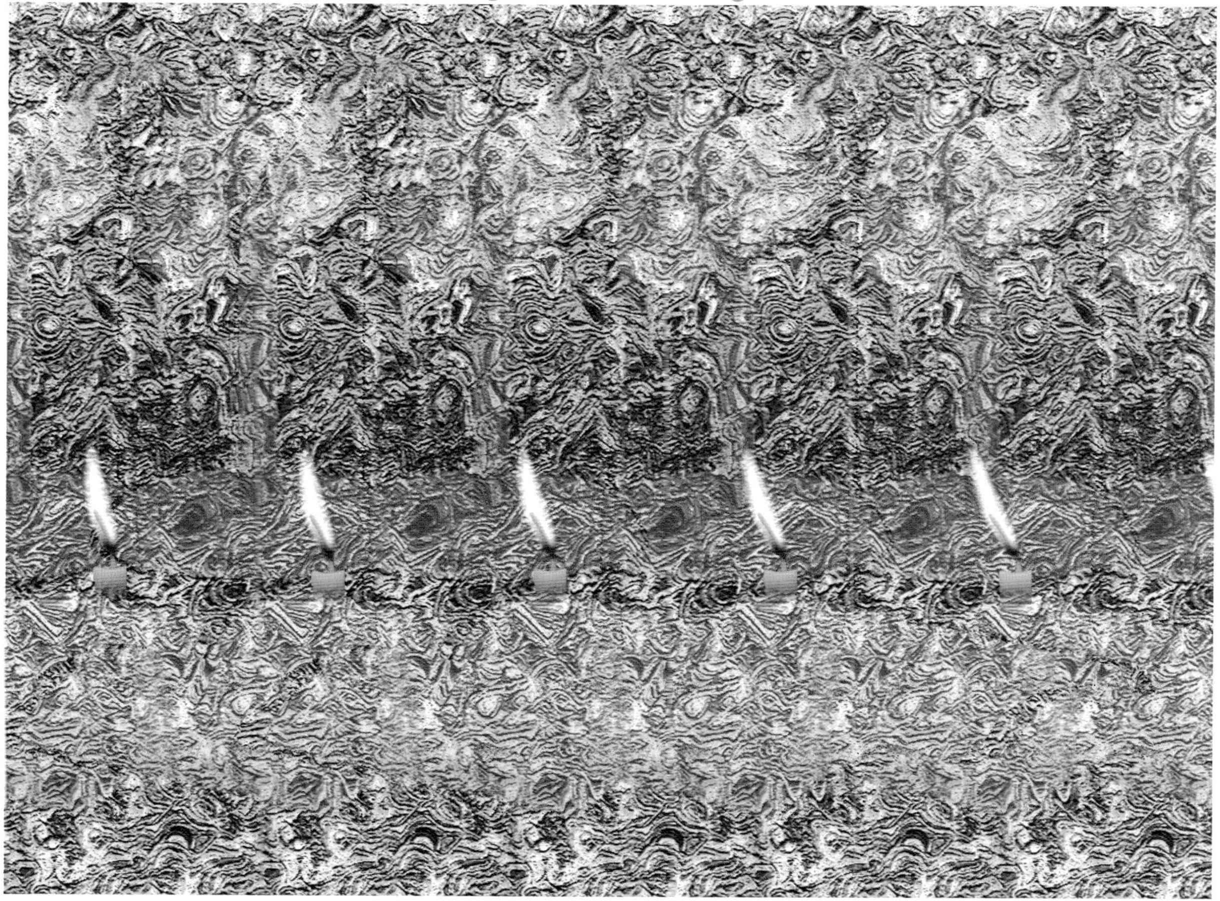

灯火親しむの候　眼を悪くしないようにね

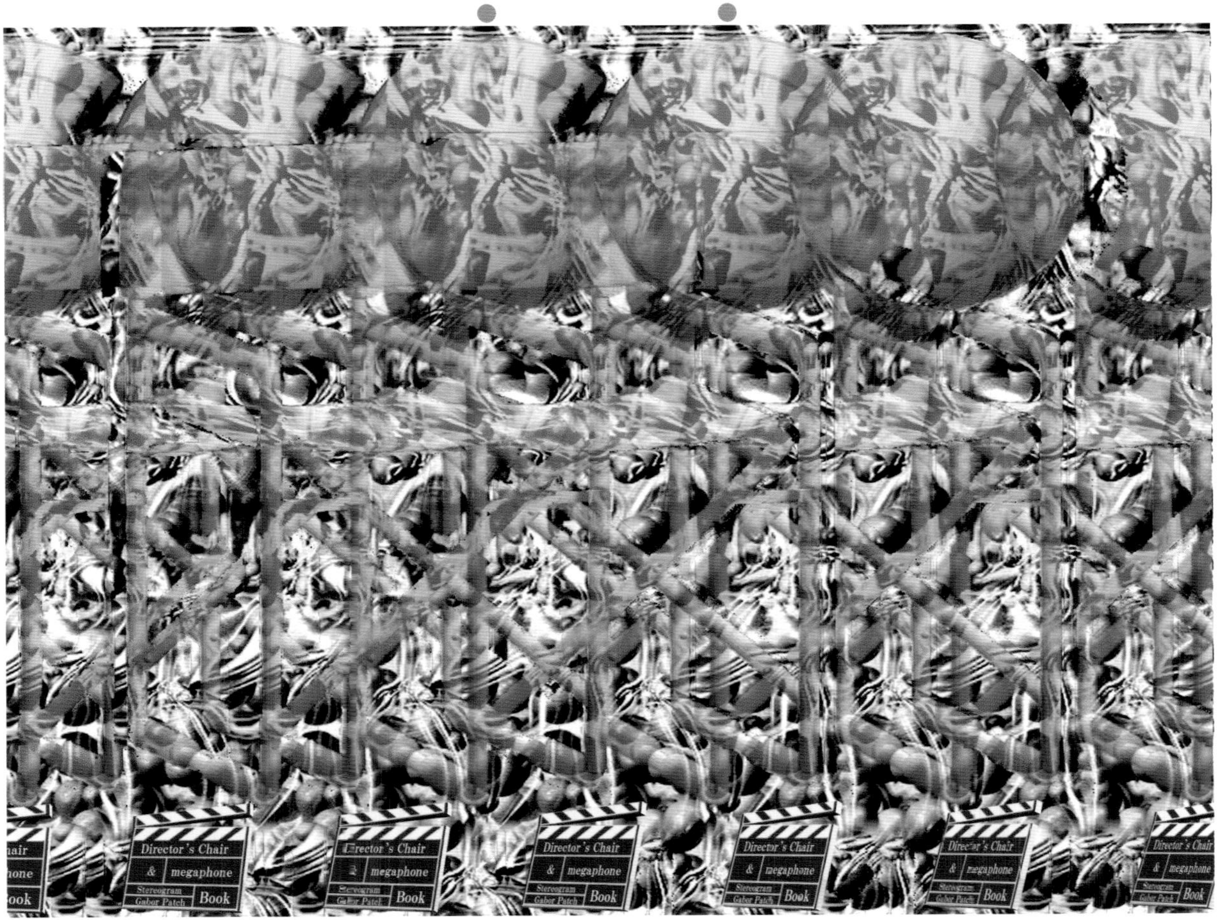

カット！　いちばん偉《えら》い人専用です

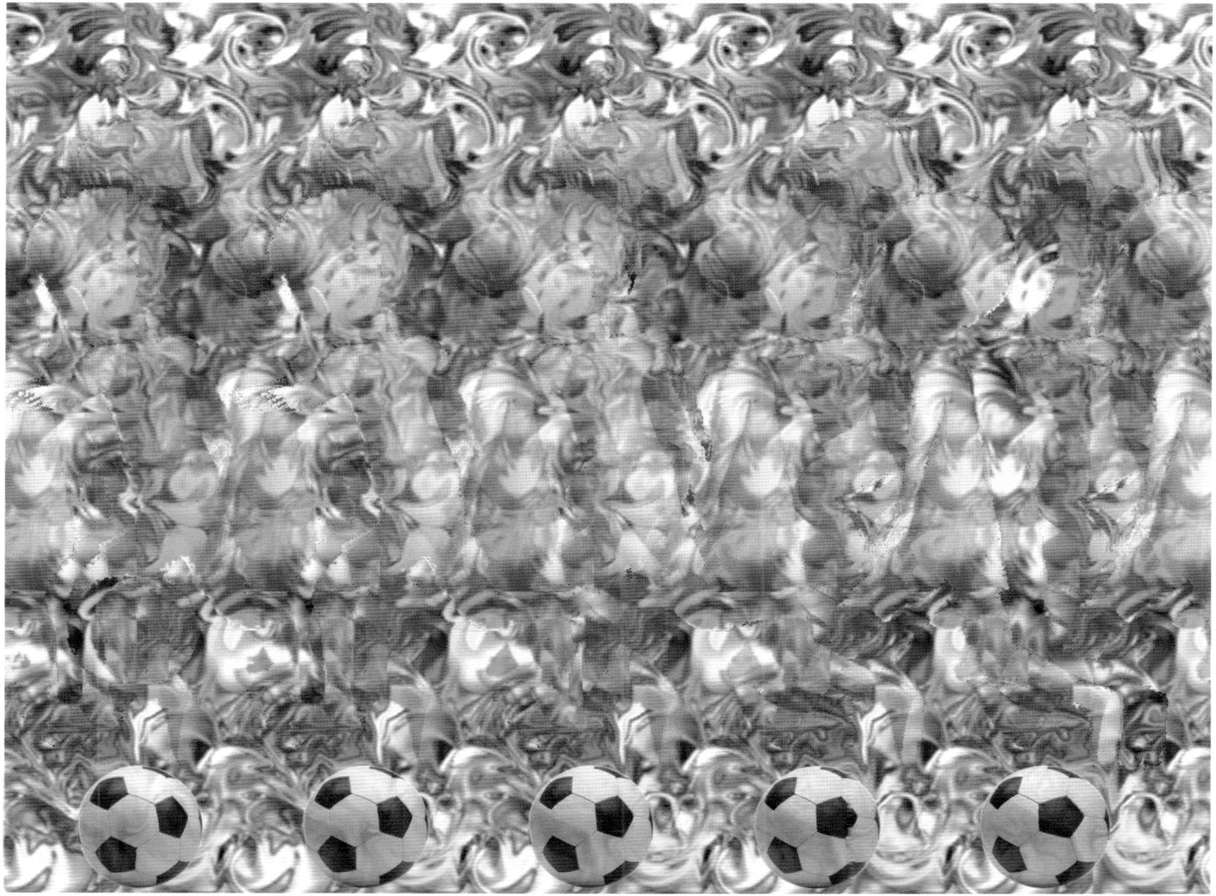

ボール遊び　二人でもできます

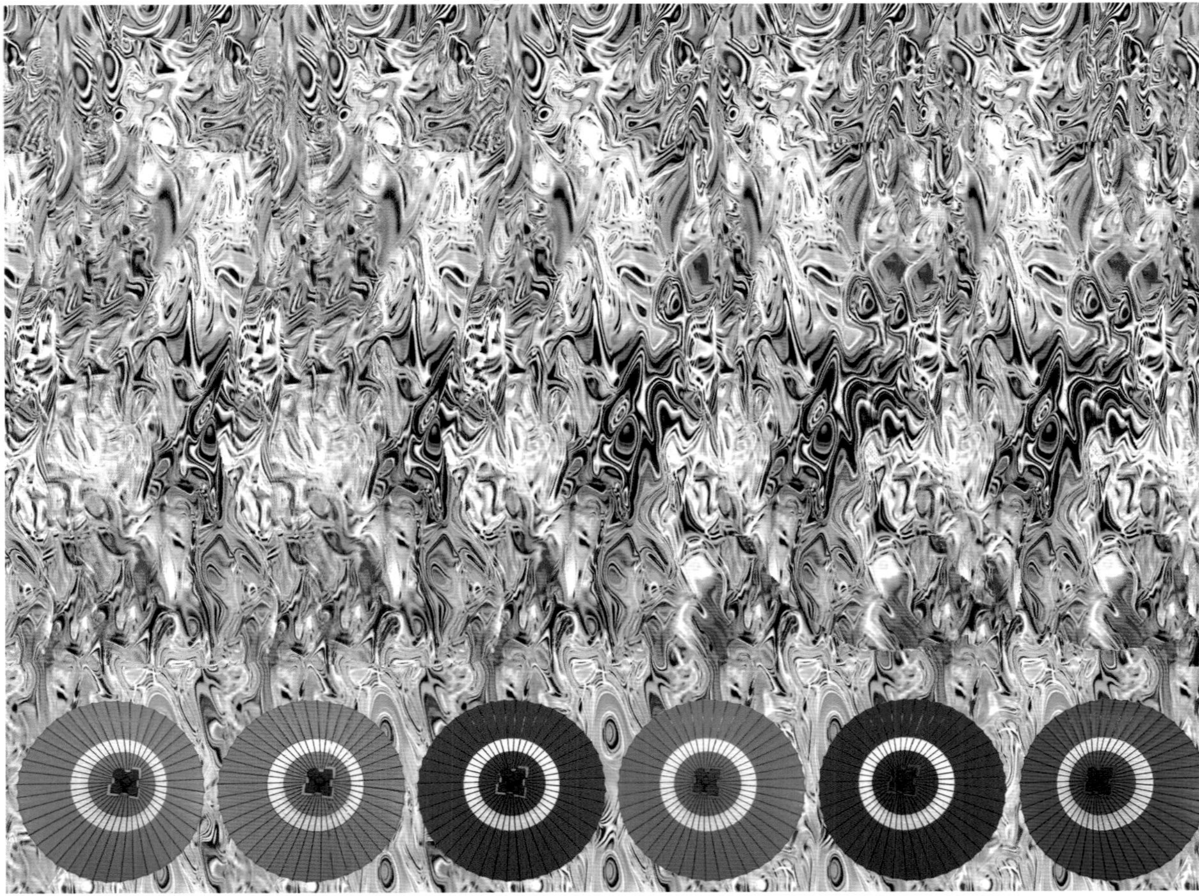

雨の日用　お洒落《しゃれ》なものもふえました

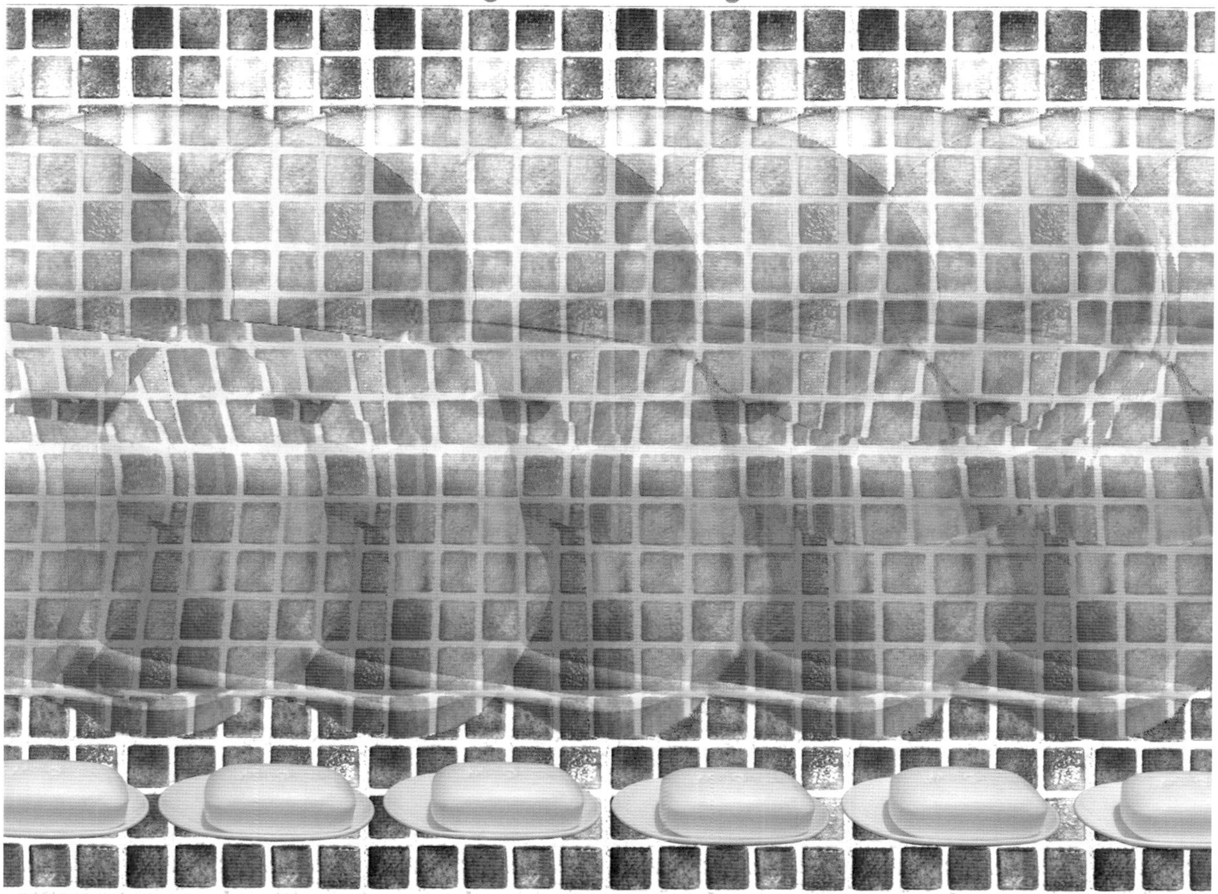

バスルームにて　座って、洗って

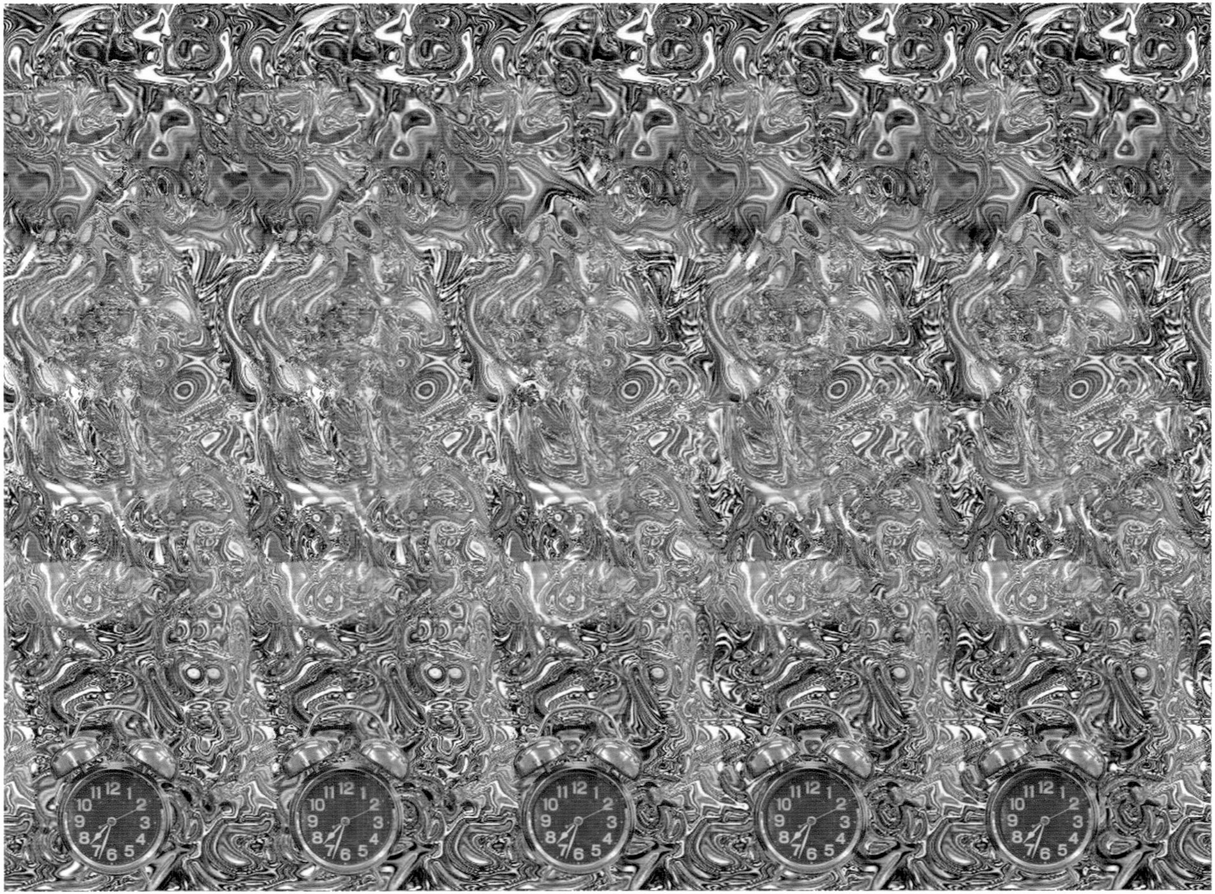

走れ！　寝坊したー！

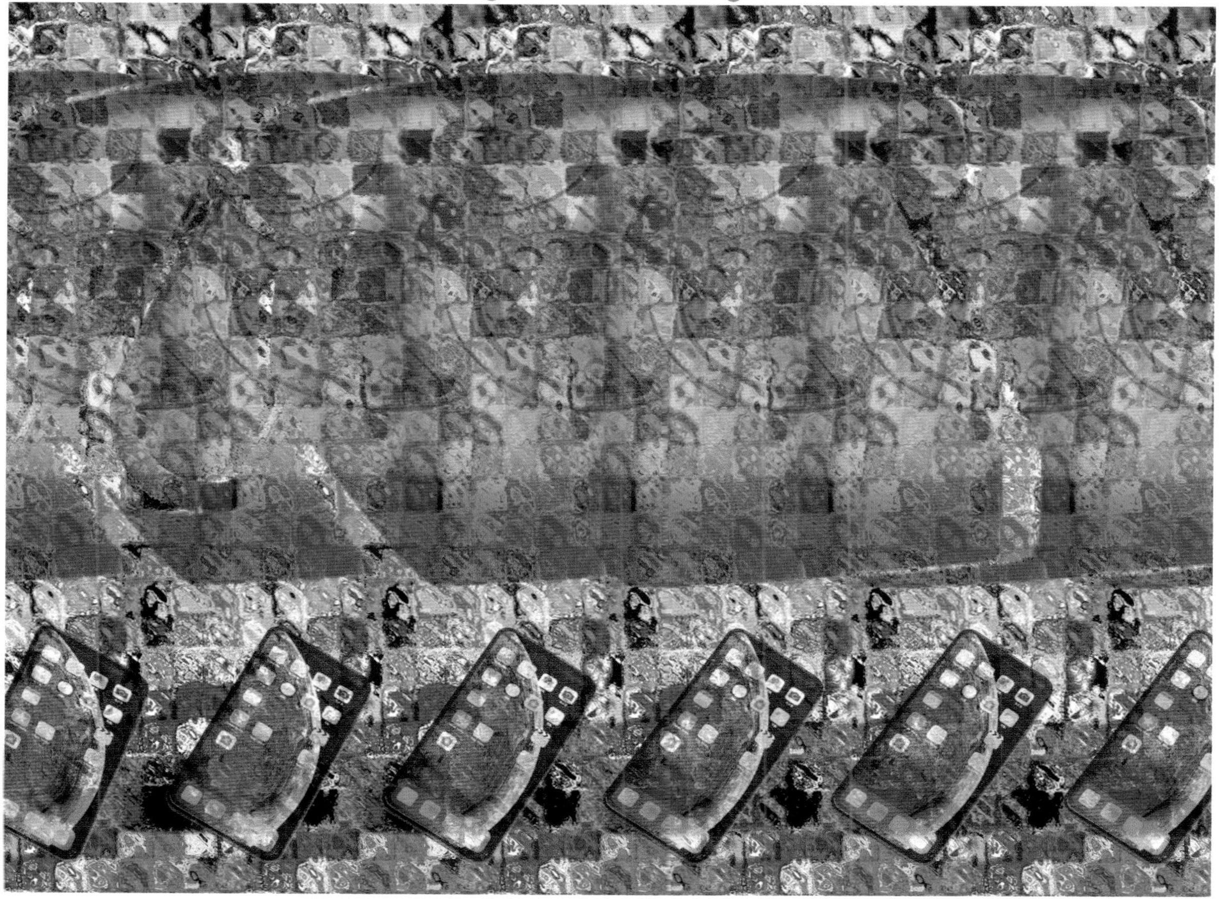

ジーコ、ジーコ　昔はどこでもこれでした

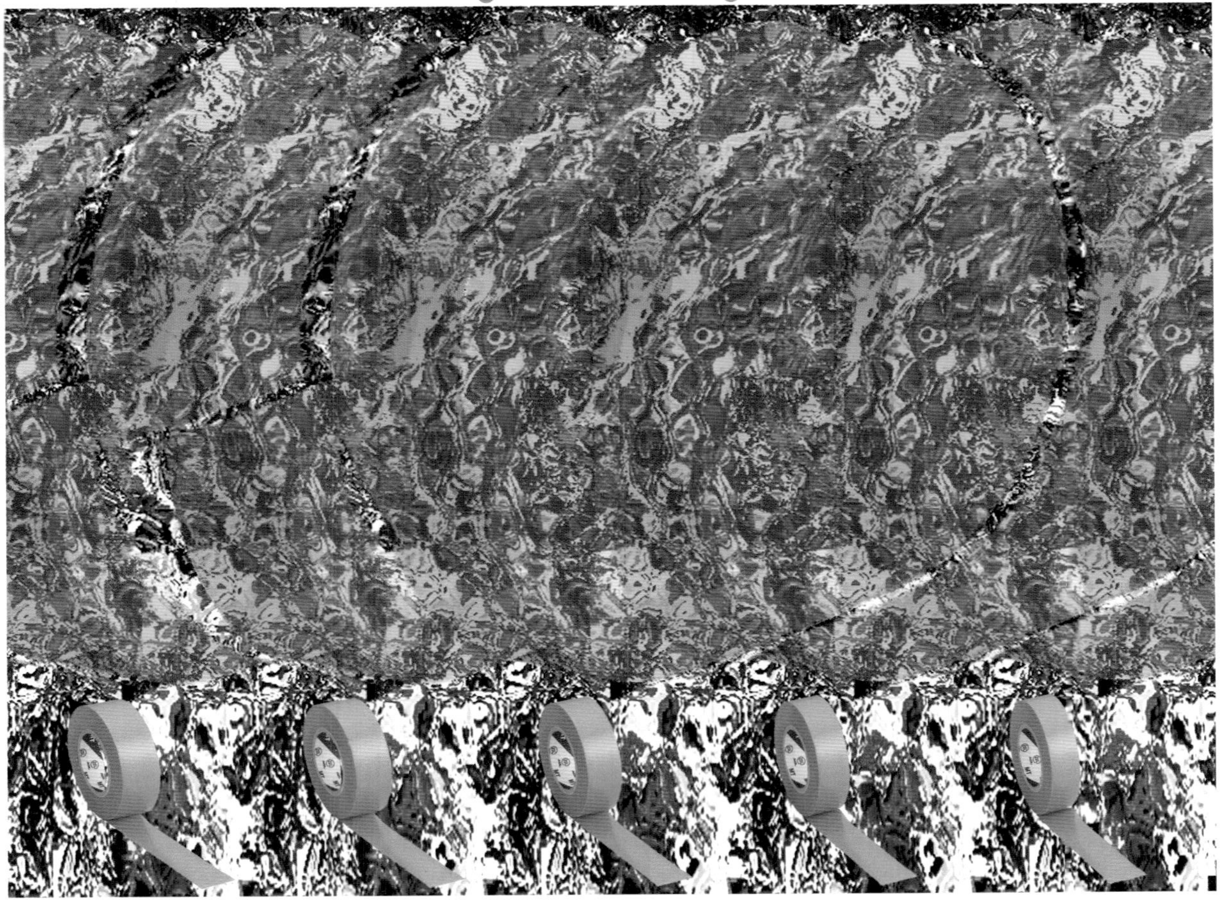

トーメイ　やたら指紋つけないでね

かんたんな視力回復運動 その4 最後は寄り眼と遠近法です。

1図のように両眼を中央に寄せるのが寄り眼です。できる人にはごく簡単なことなのですが、意外にこれが苦手という人が多いのです。

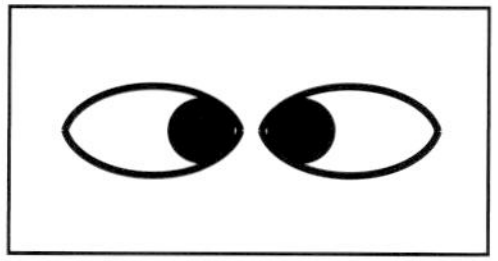

1図

筆者が展覧会などで多くの人から大ざっぱな統計をとった限りでは、日本人のほぼ1割の人は寄り眼ができます。寄り眼ができると、ステレオグラムの交差法が見られ、平行法と併用することで視力回復にとても役立ちます。

さらに1割前後の人は交差法・平行法のどちらもでき、1割弱の人は裸眼立体視がまったくできず、残る7割前後の人は平行法のみができます。本書に平行法の絵が多いのは、その人たちに合わせているためです。

交差法と平行法のどちらも見ることができると、両方で立体視を行なうことで、視力回復に大きく役立ちます。多くの読者の方々も平行法だけでなく、交差法の見方もマスターできるよう努力してください。

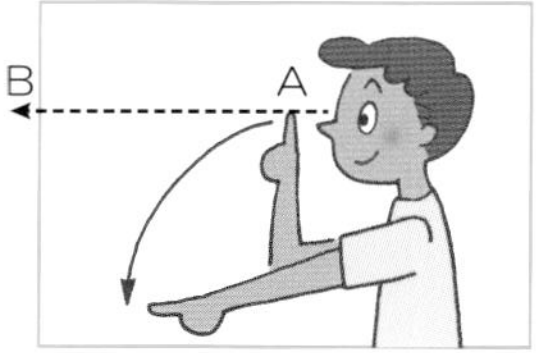

2図

p.8の「交差法の見方」で行なったように、顔の前に指を立て、その指先を見てください(A点)。指先をしばらく見つめた後、2図のように指を前方に倒しながら、視点をすっとB点に移します。B点は部屋の向こう側の壁でも、窓の外のビルでも、A点よりずっと遠くならどこでも構いません。B点を見てからまた指を顔の前に起こしつつ、視点を指先に移します。

この遠近法運動を、飽きない程度に何回かくり返しますが、飽きてきたらすぐやめます。いままで述べてきた各種の眼球運動も大事ですが、この遠近法が視力回復にいちばん効果がある、といわれています。

p.21の各種眼球運動、そしてこの遠近法、思い出した瞬間にすぐ行なってほしいのですが、ちょっとでも飽きたらすぐにやめてください。飽きたのに無理に続けると、いやになります。この視力回復運動は長続きさせなければ意味がありません。絶対に無理をせず、少しでも長く続けられるように心がけてください。

右折禁止と左折禁止、どちらのほうが多いでしょう？

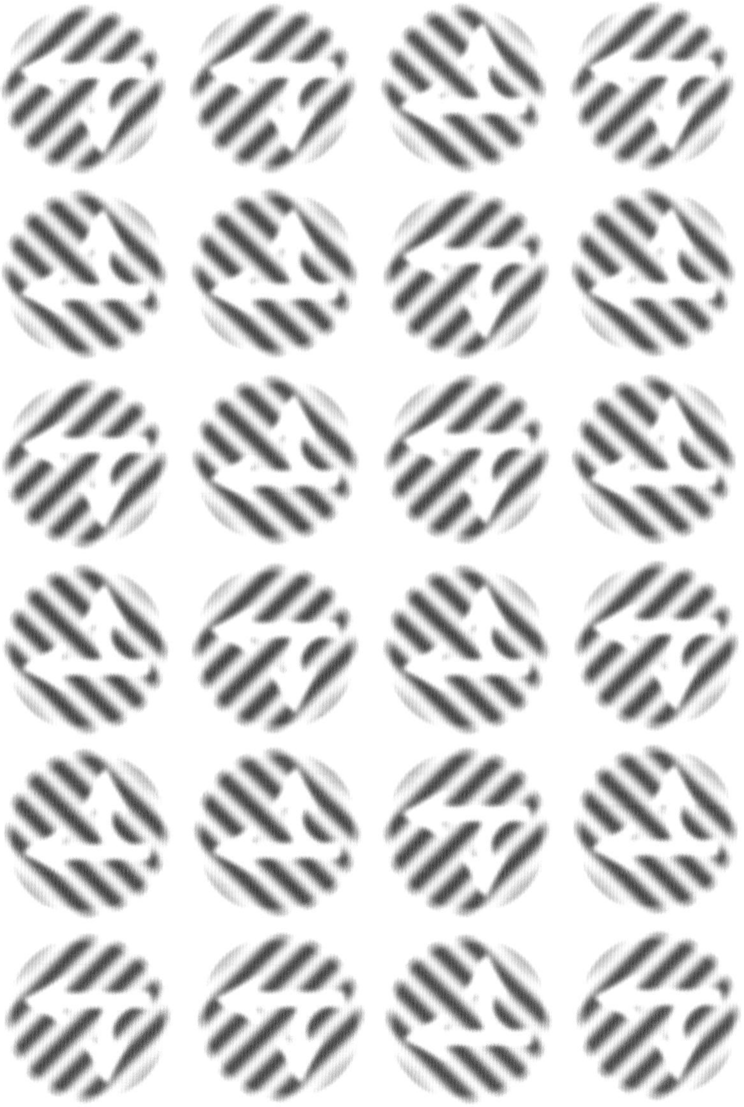

家紋がありますす。よく見ると同じ家紋がいくつもあります。
この中でたった一つしかない家紋はどれでしょう？

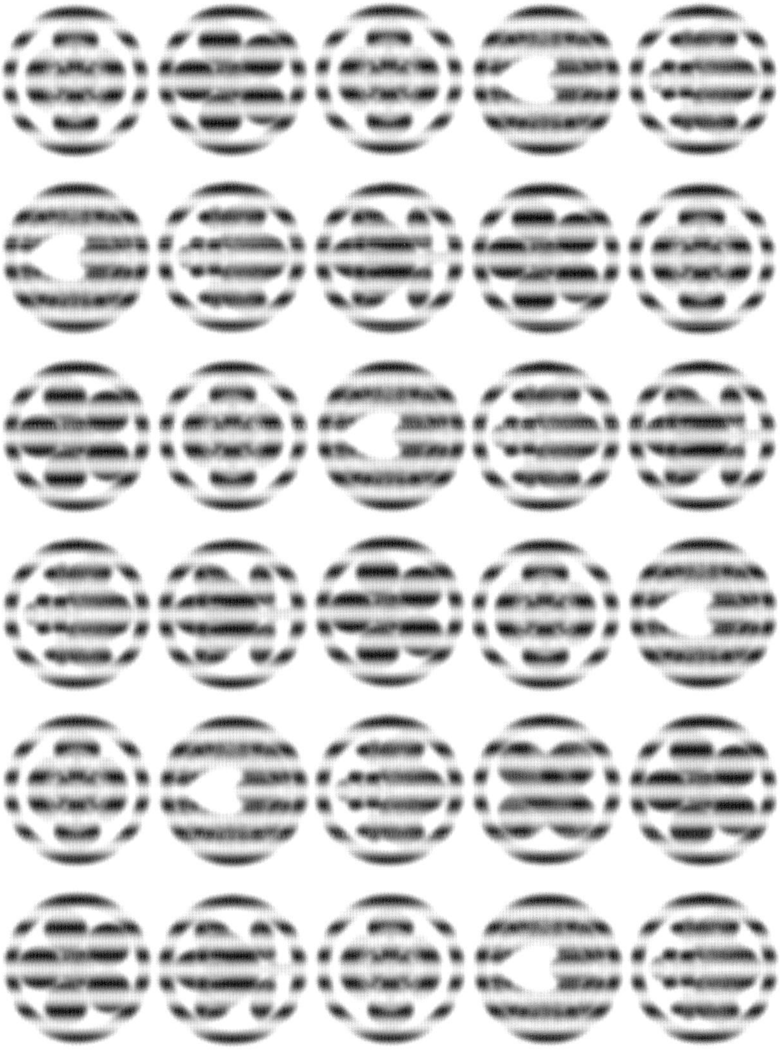

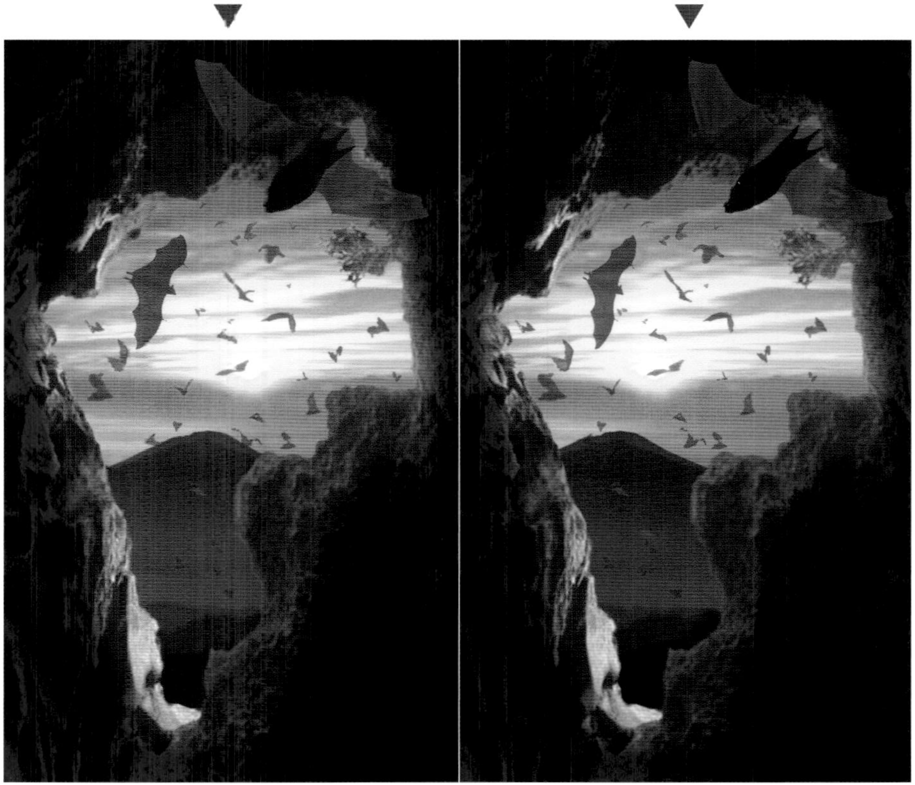

「交差法でごらんください」

 食事タイム いま見えているものがみな立体になって見えます（解答はありません）

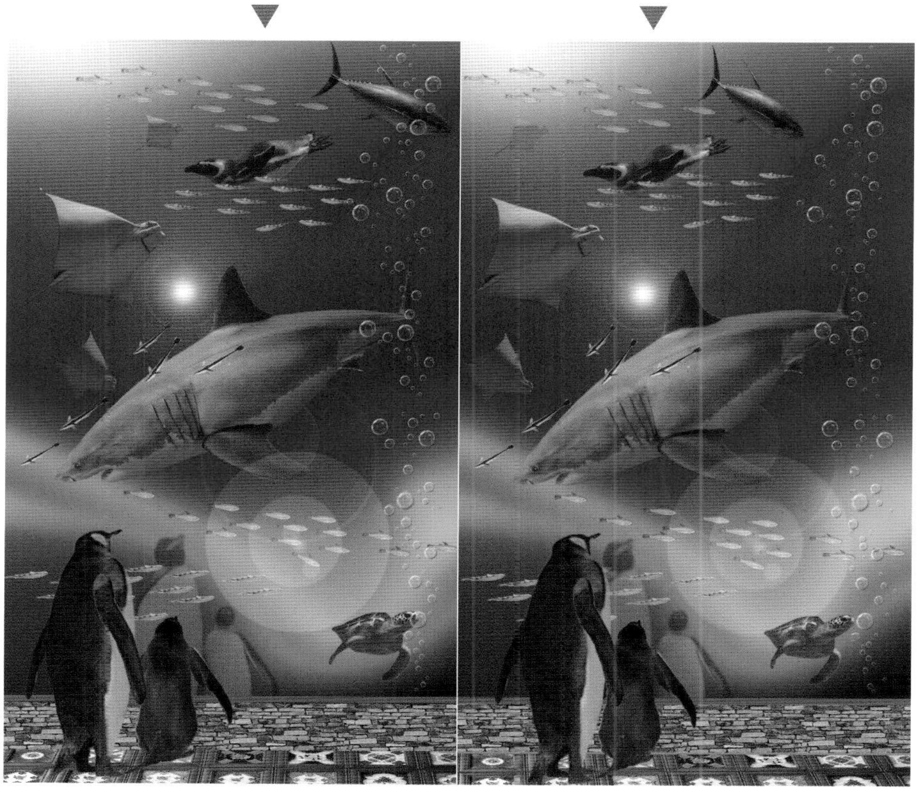

「交差法でごらんください」

水族館見学　いま見えているものがみな立体になって見えます（解答はありません）

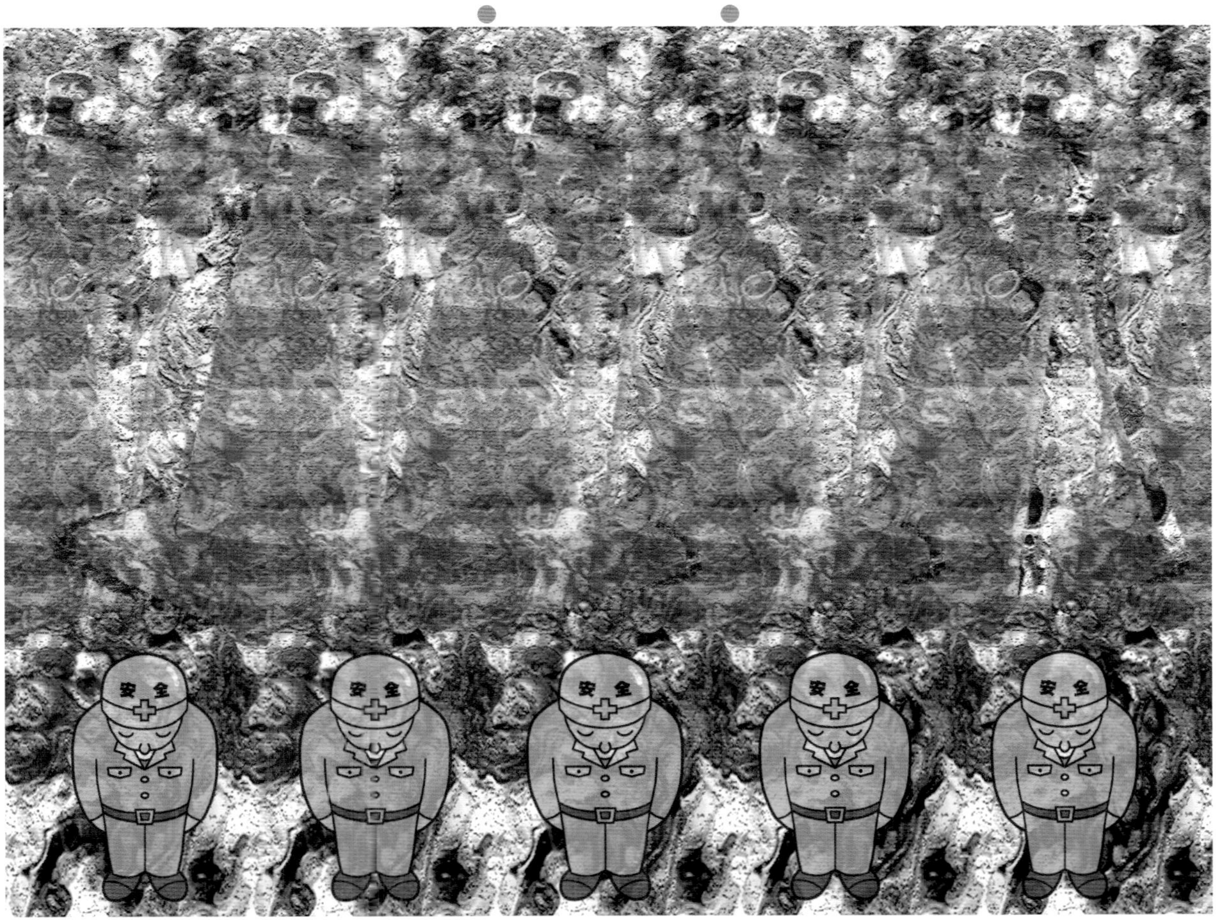

STOP！　すみません、迂回《うかい》願います

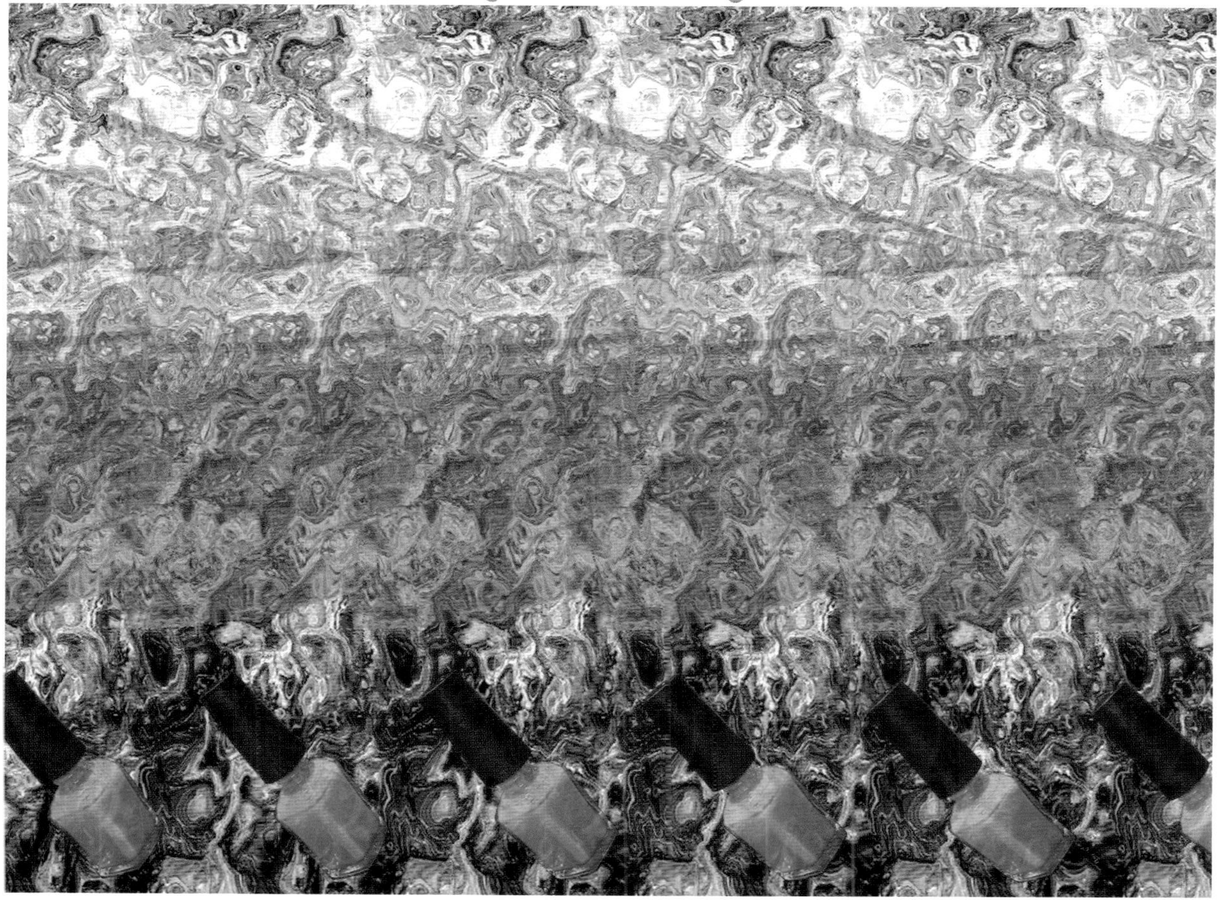

パチン！　深く切らないでね

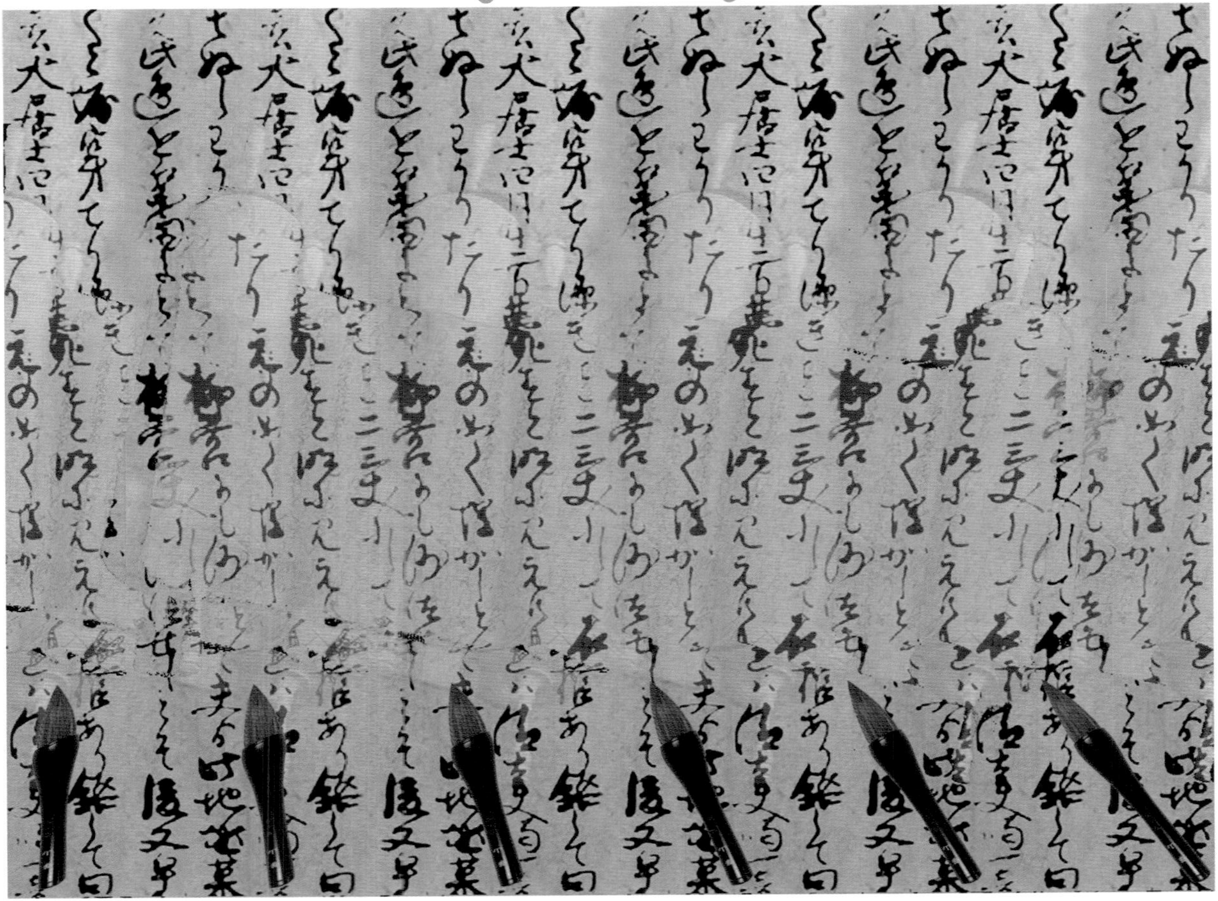

 くるくる　手紙？ノート？

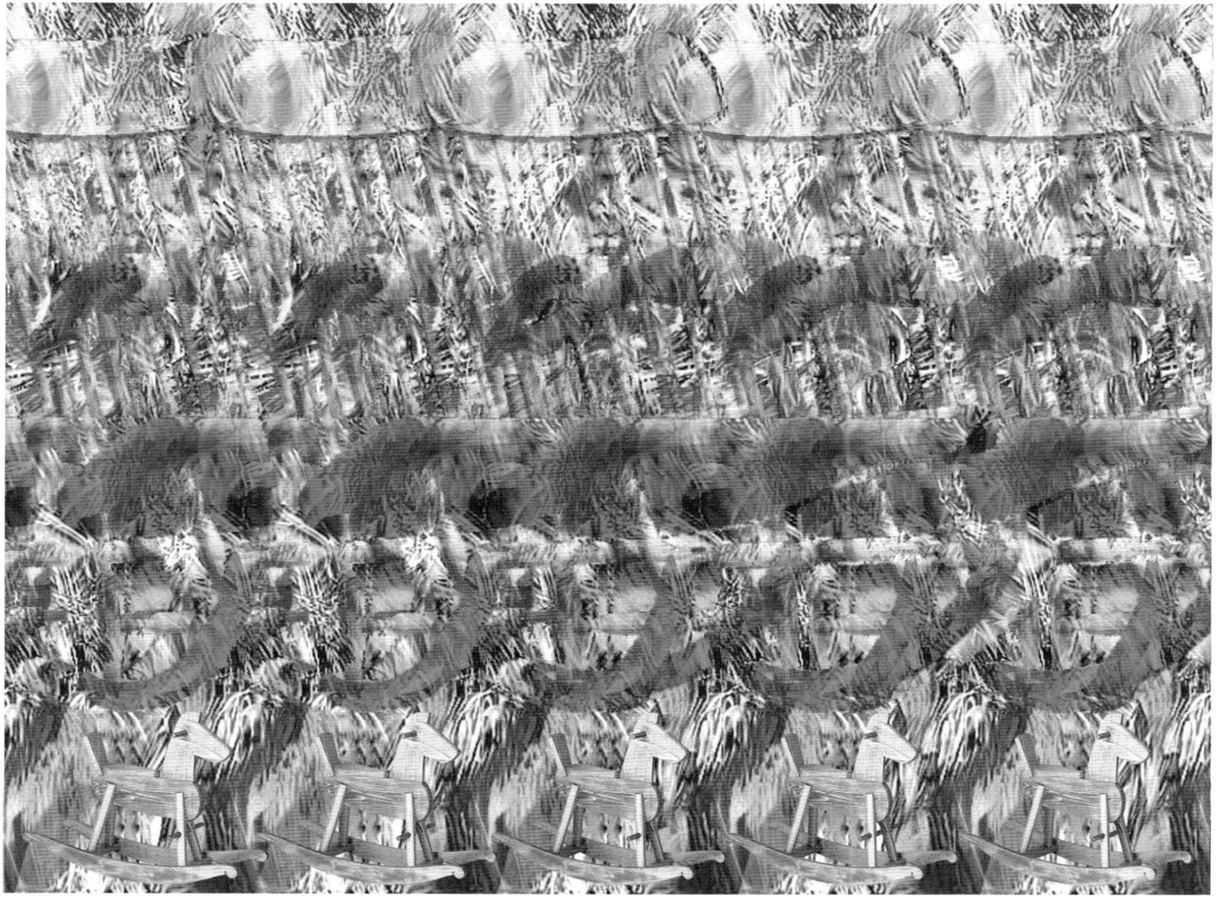

ゆらゆら　ついつい居眠り

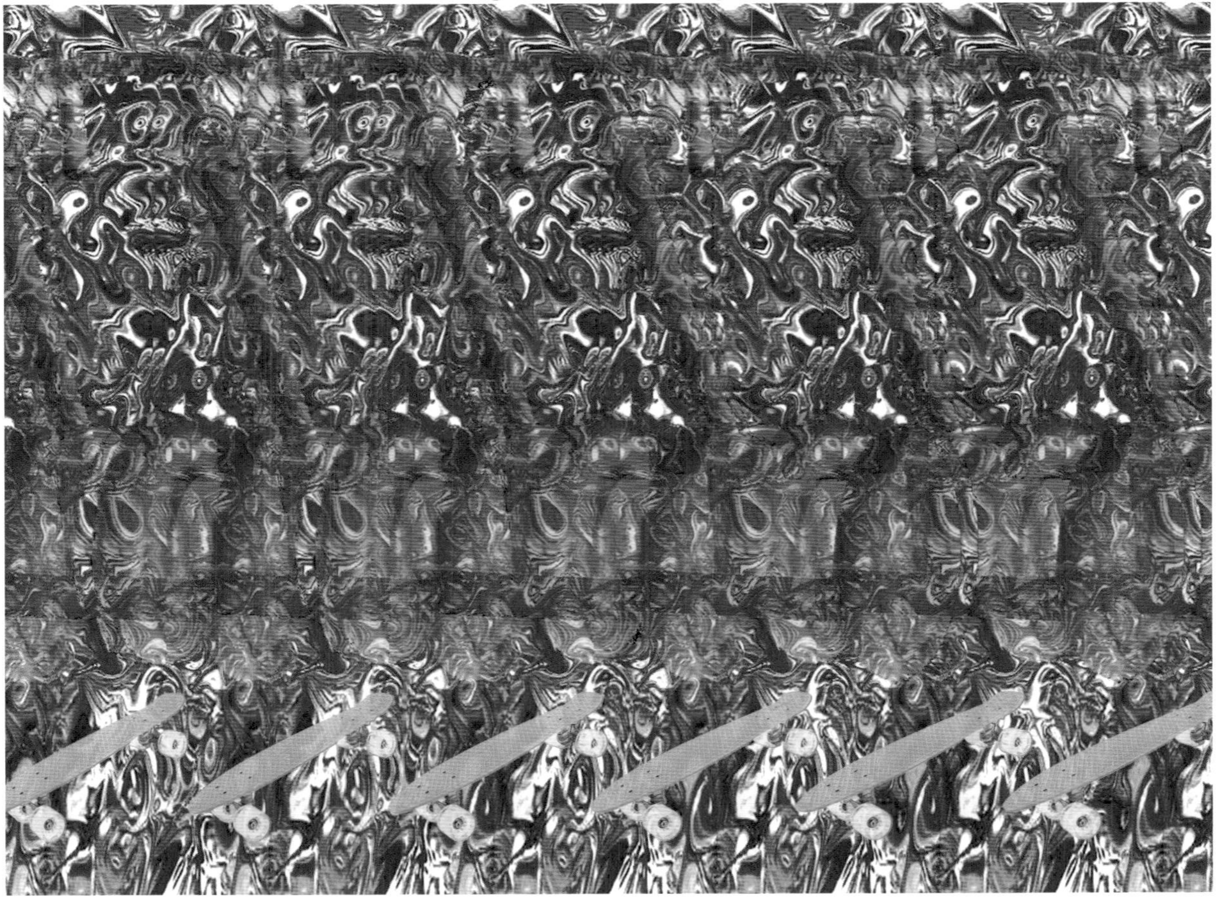

倒れません　なんとバックもできます

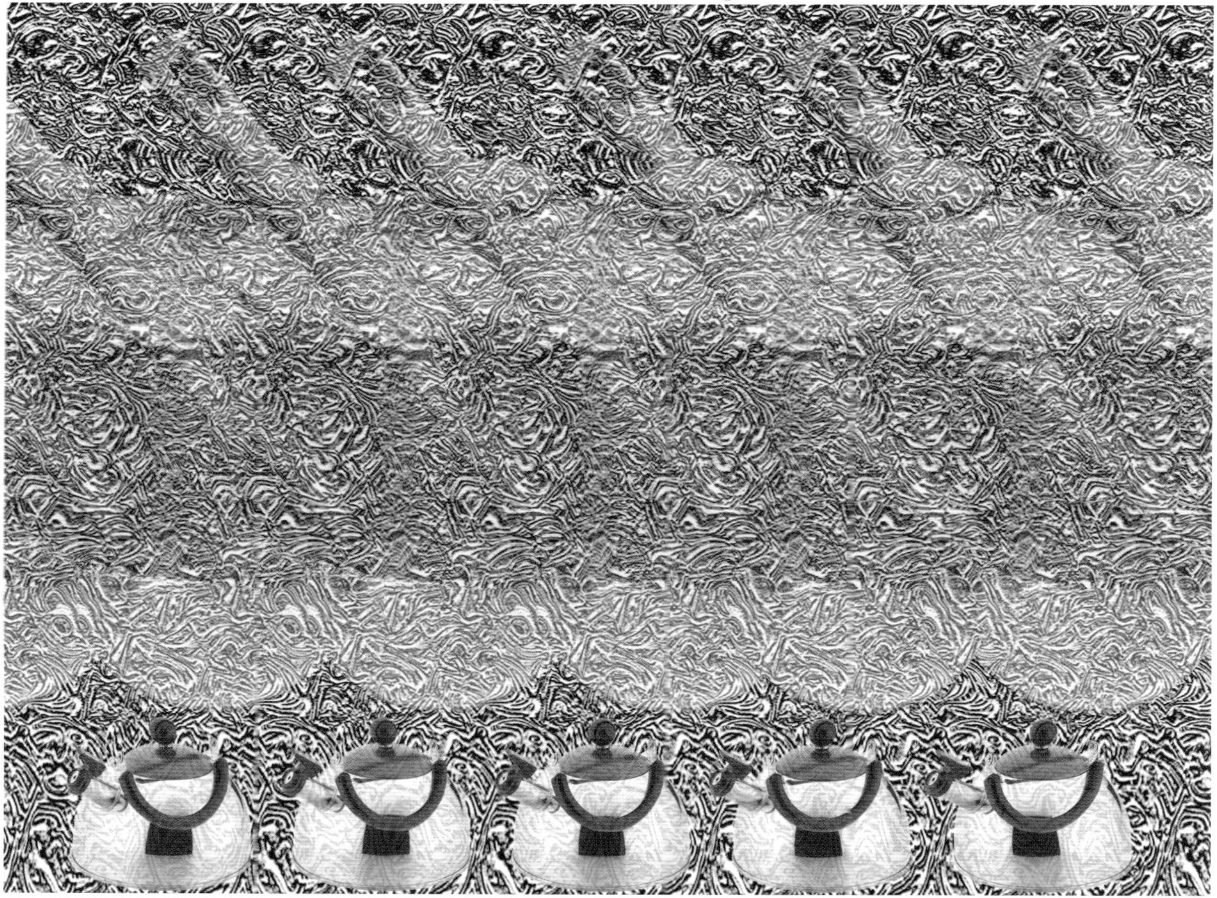

台所用品　煮物はこれで

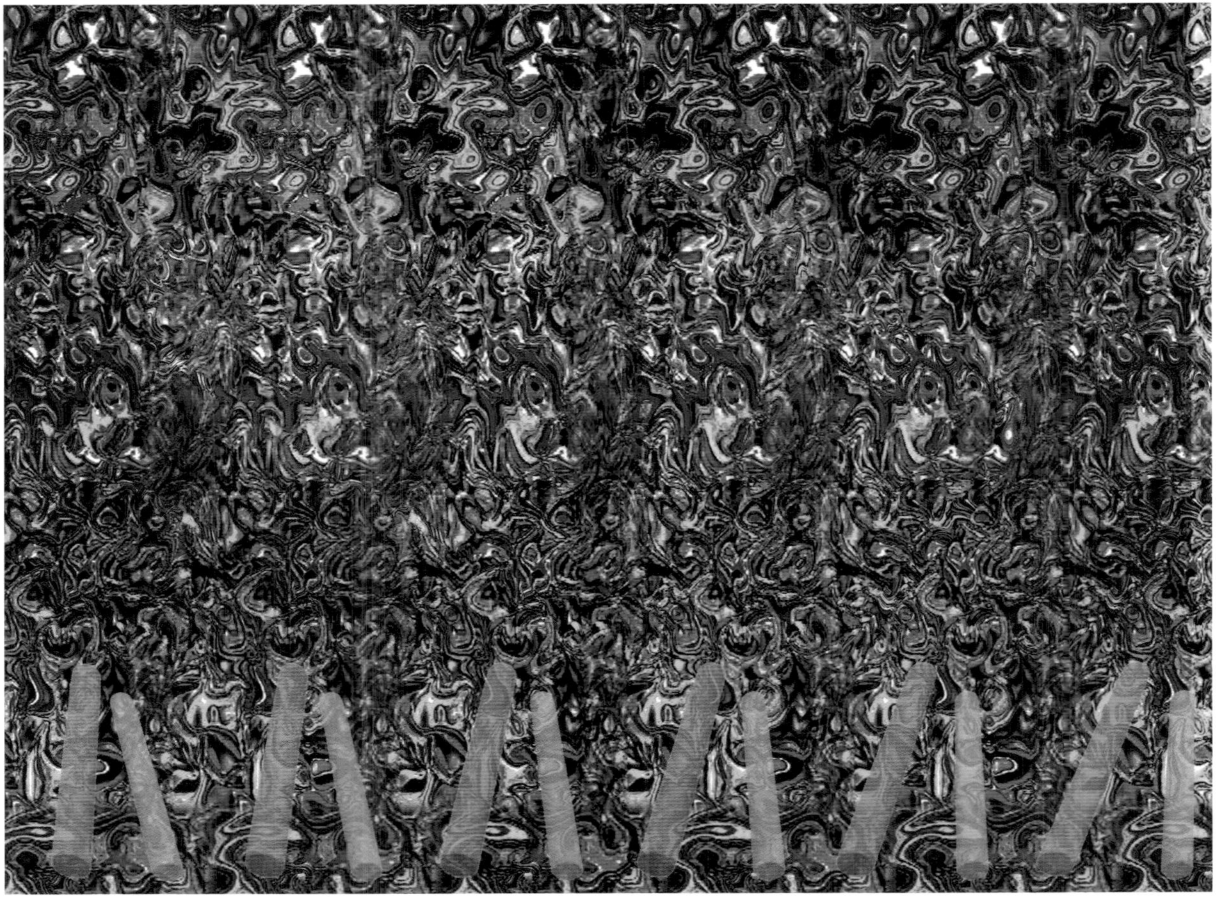

教室用品　書いたら消します

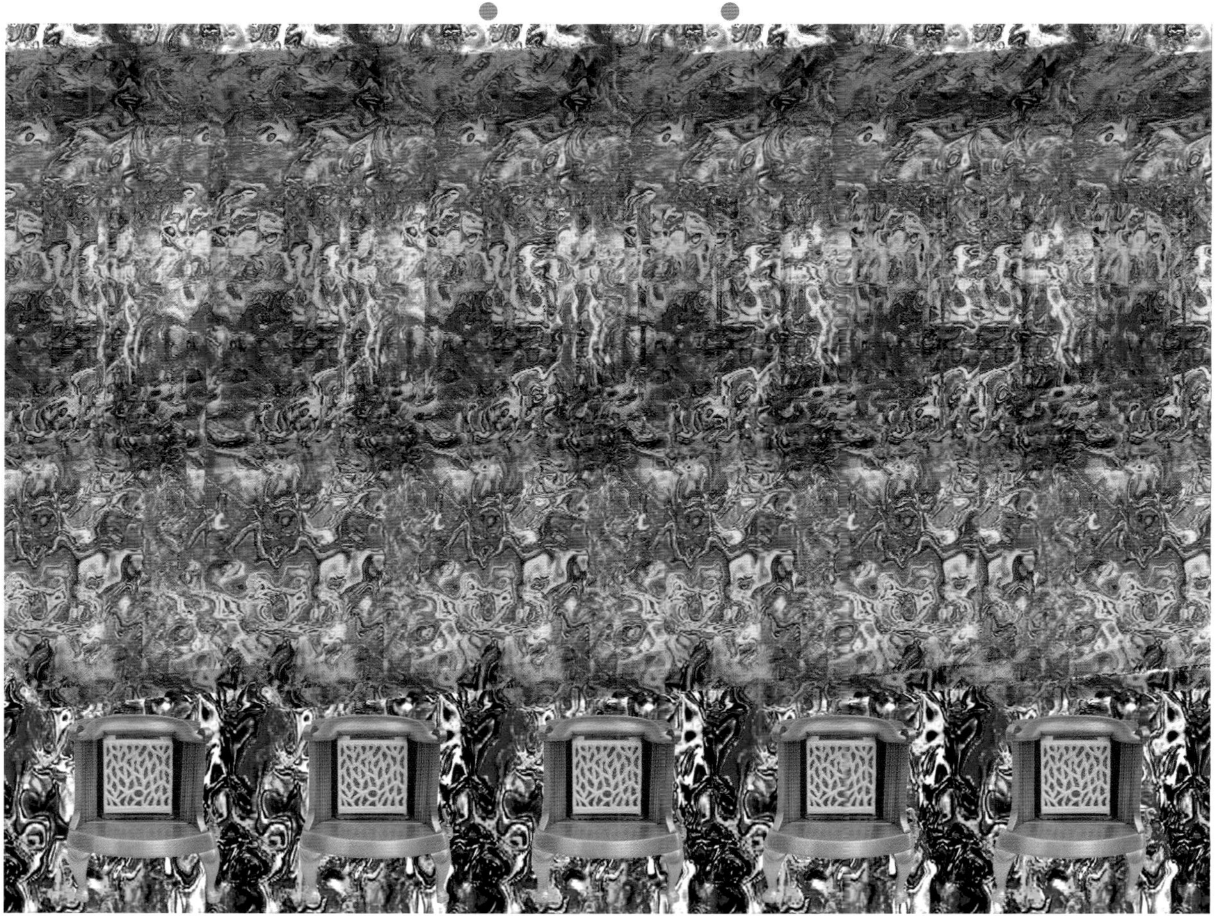

まだまだ現役　人気が復活してきました

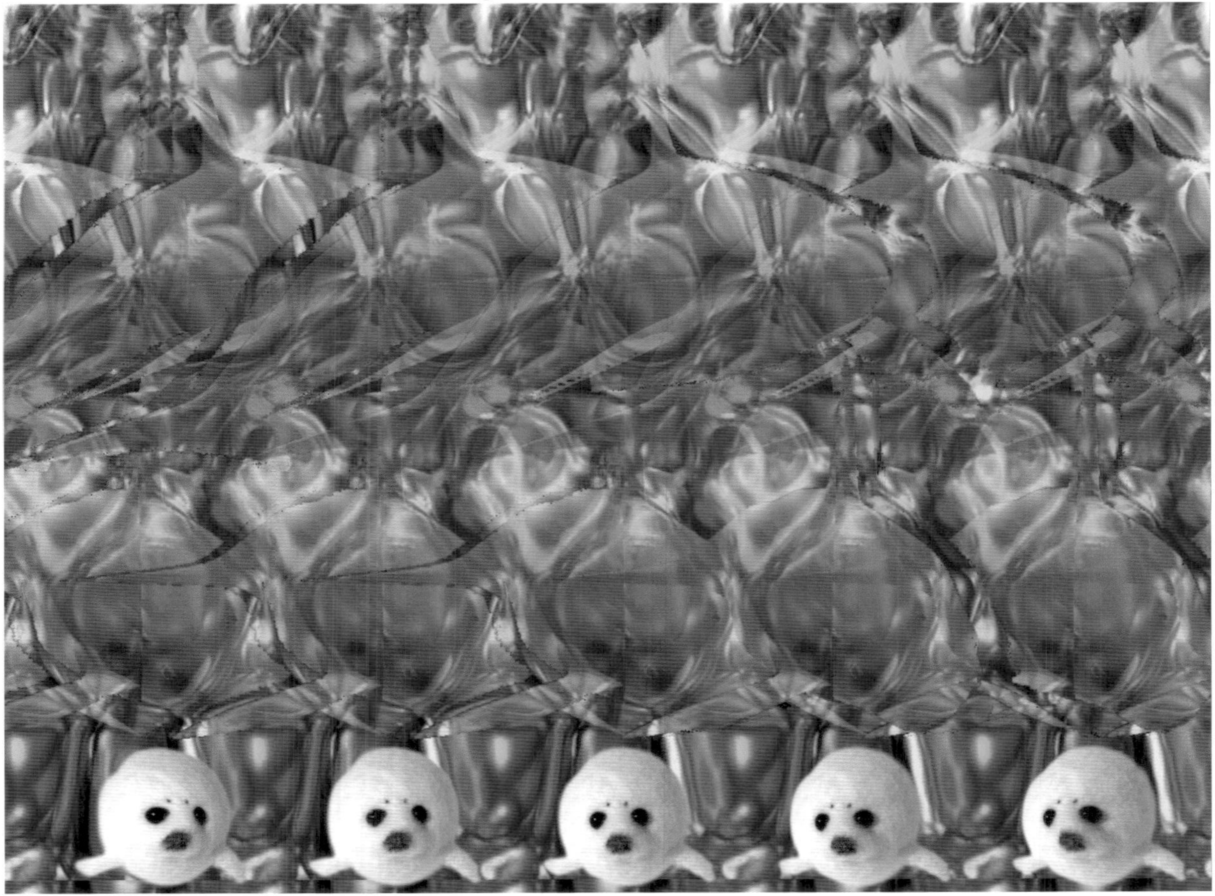

クジラの仲間　アザラシが大好物

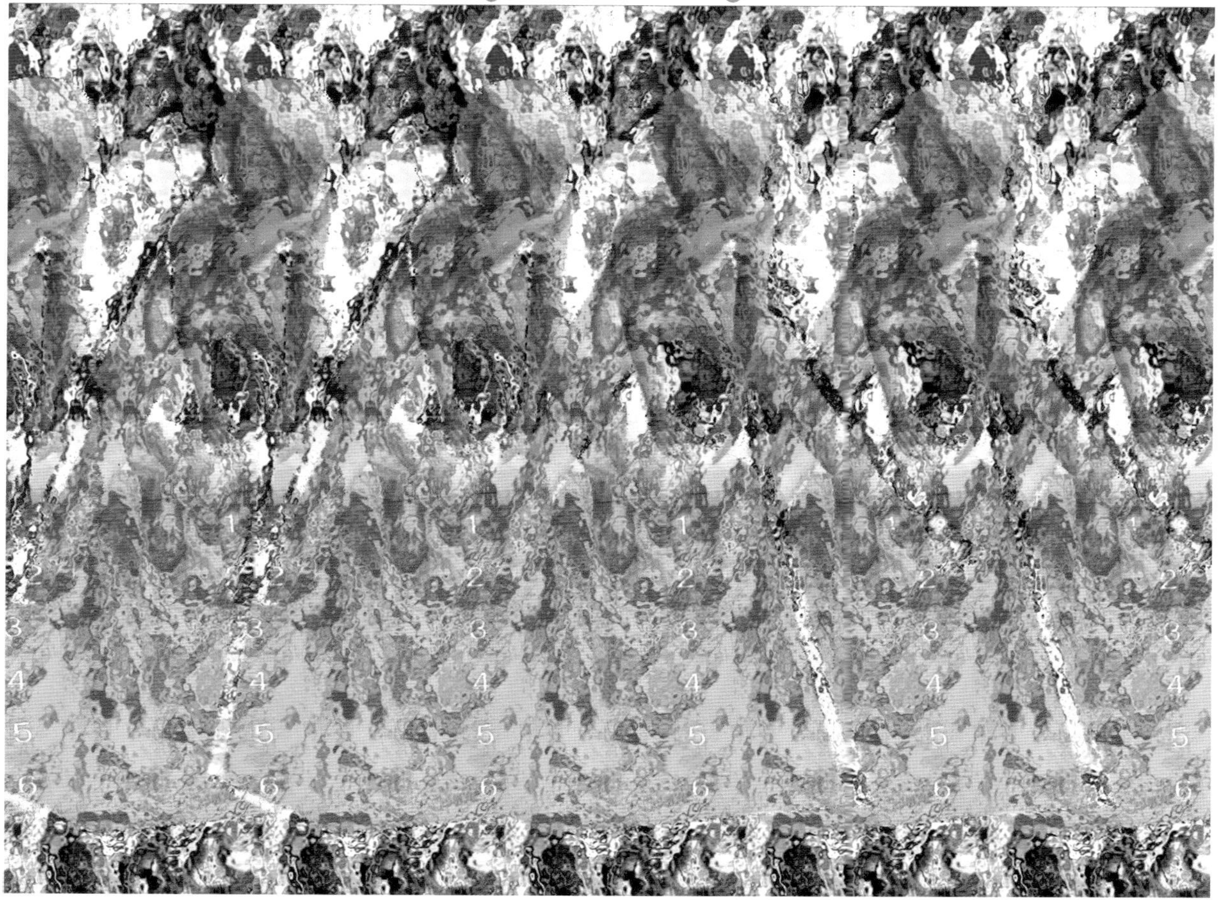

運動用具　6段跳べた！

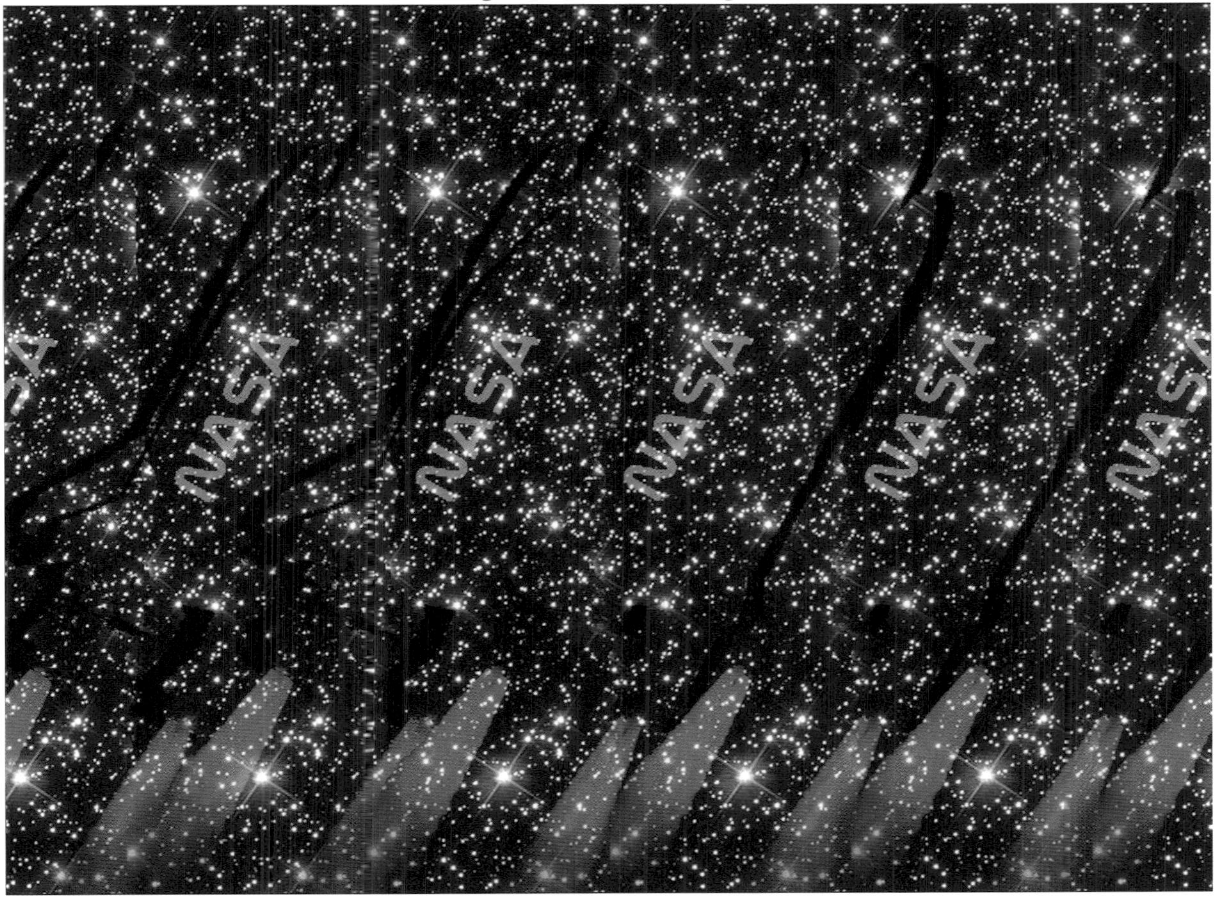

夜間発進　3、2、1、点火！

解答

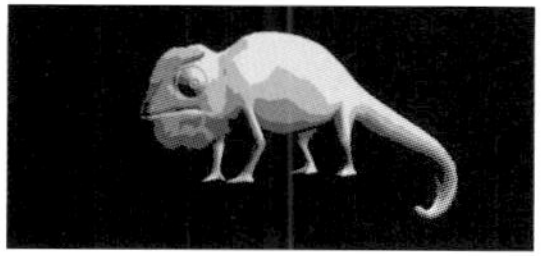

カバー表紙　カメレオン

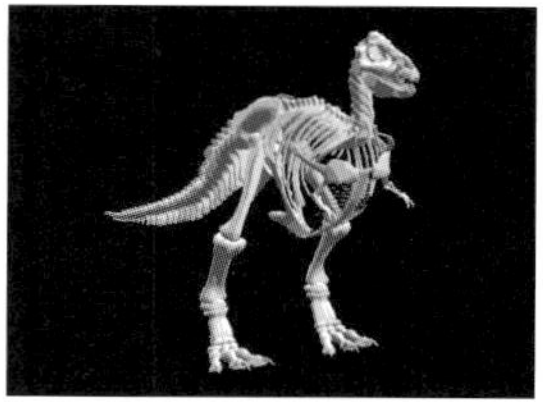

カバー裏表紙　ティラノサウルス

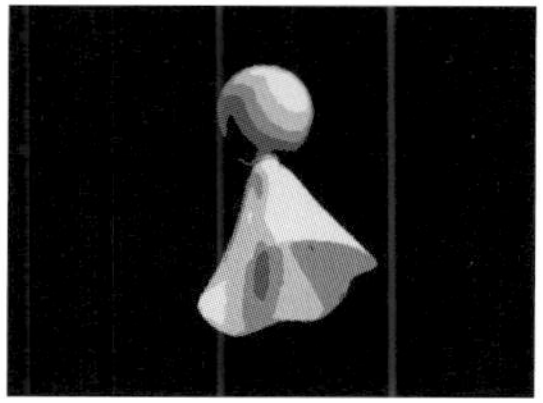

P.1　てるてる坊主

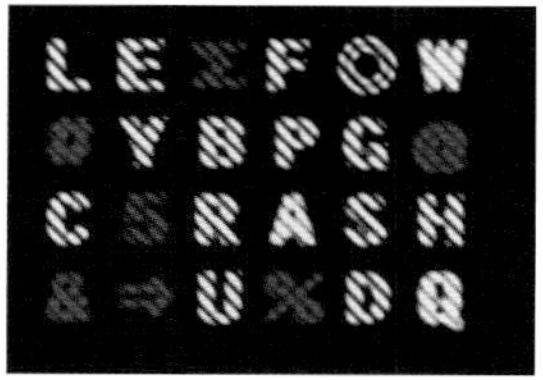

P.9　Σ◎#@5&⇒%

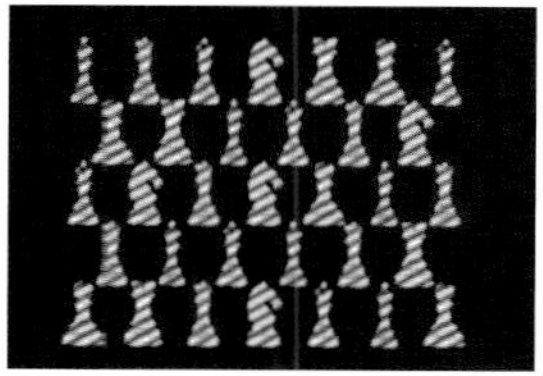

P.10　キング6、クイーン7

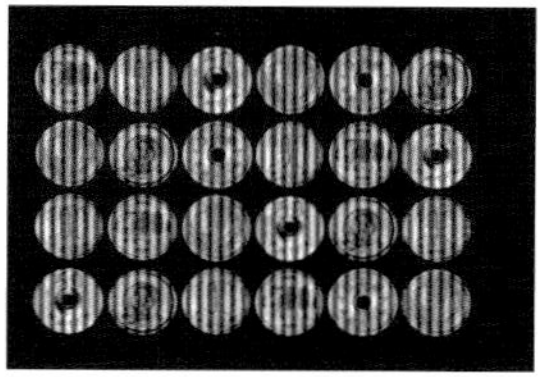

P.11　100円玉5

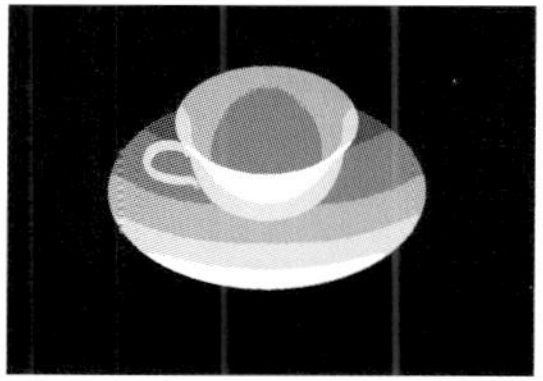

F.12　ティーカップ

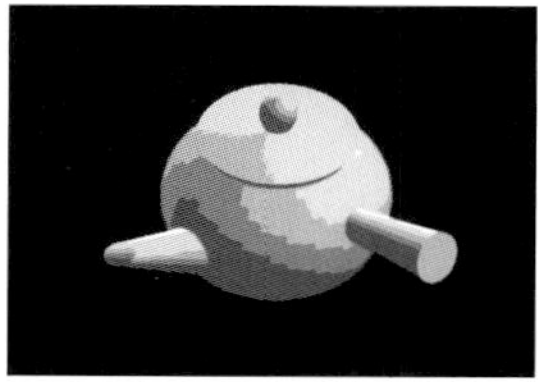

P.13　急須《きゅうす》

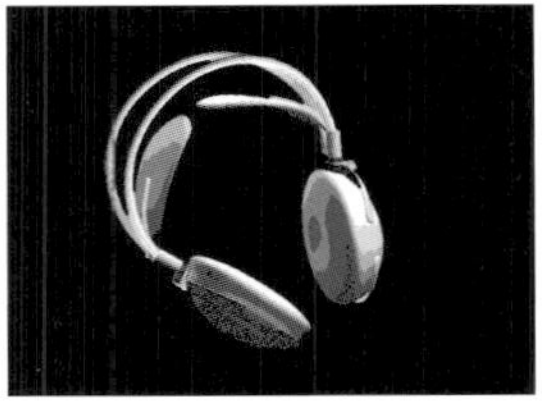
P. 14　ヘッドフォン

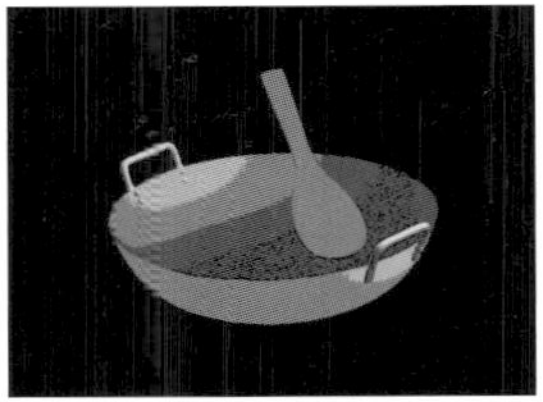
P. 15　中華なべ＆シャモジ

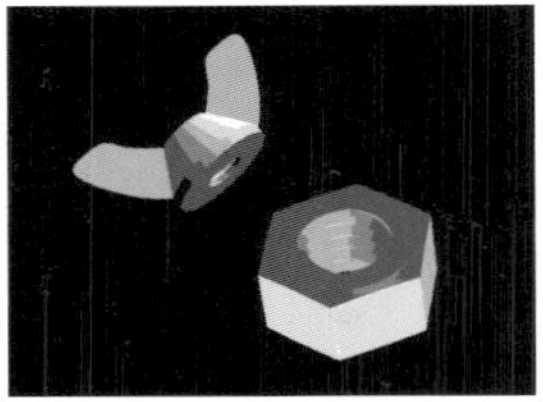
P. 16　ナット

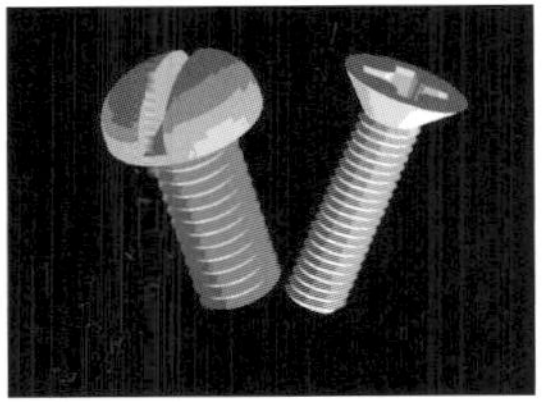
P. 17　ネジ

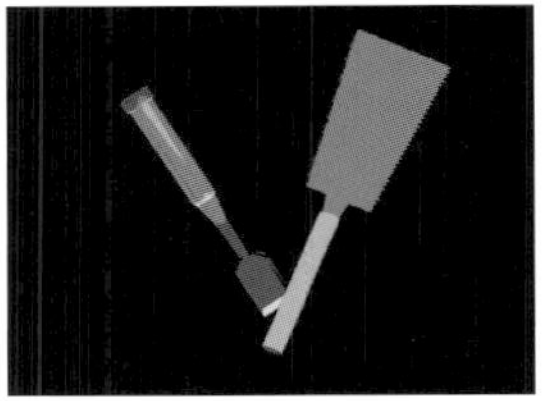
P. 18　ノコ＆ノミ

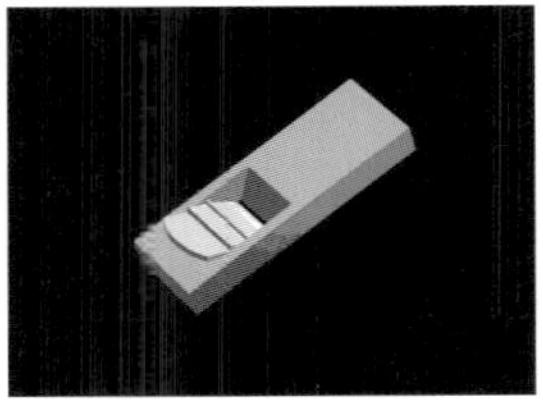
P. 19　カンナ

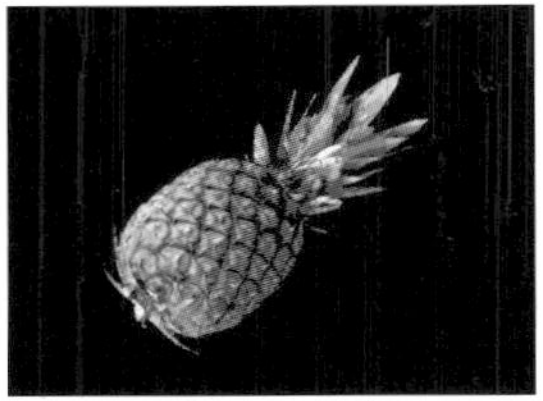
P. 20　パイナップル

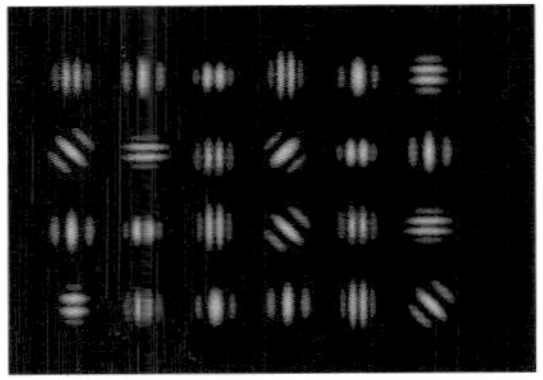
P. 22　4

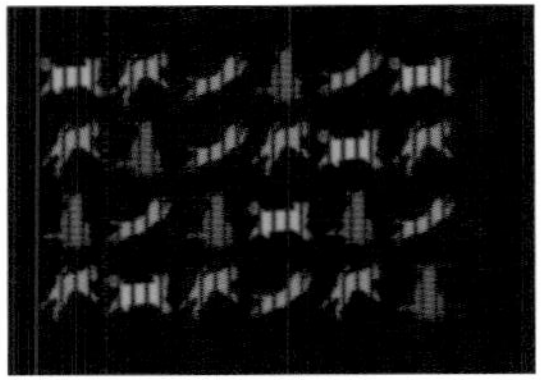
P. 23　座ネコ 6、寝ネコ 5

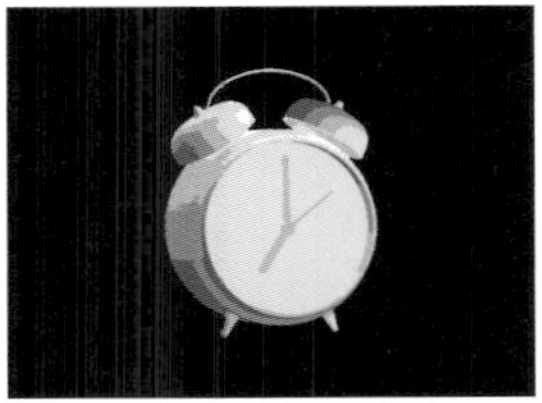
P. 24　目覚まし時計

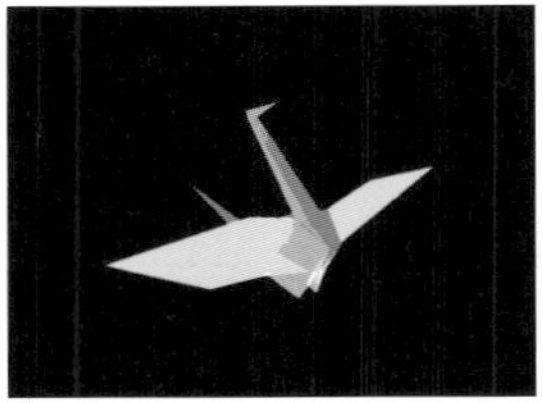
P. 25　折鶴

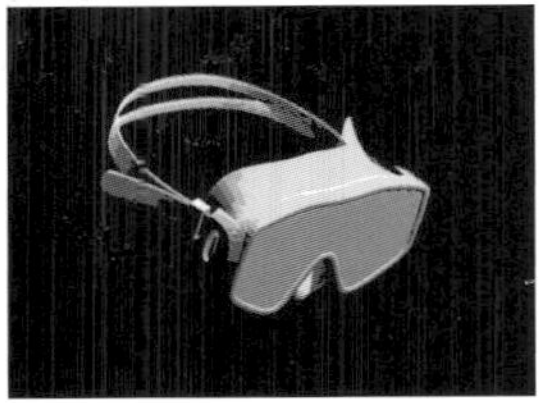
P. 26　ゴーグル

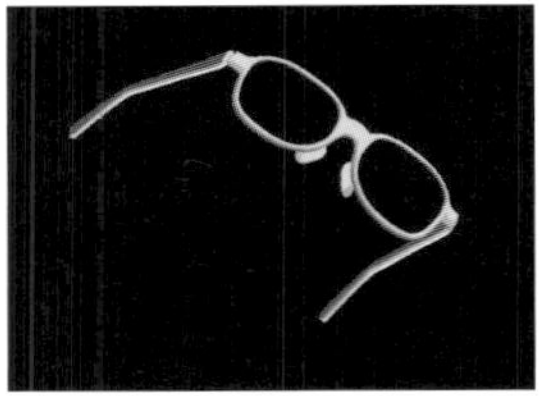
P. 27　メガネ

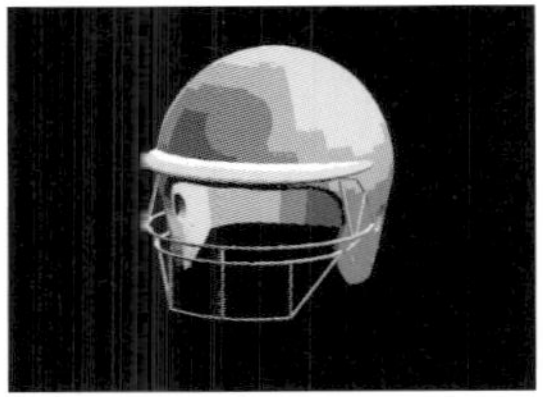
P. 28　アメフト・ヘルメット

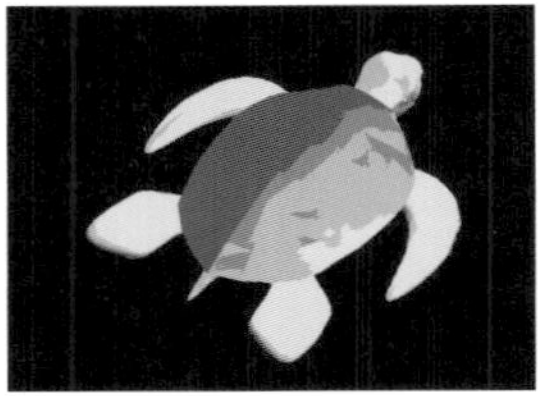
P. 29　ウミガメ

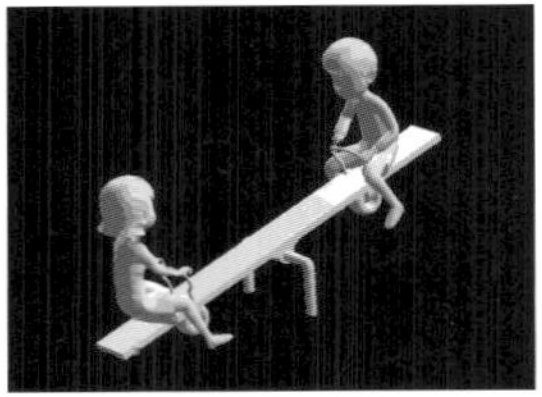
P. 30　シーソー

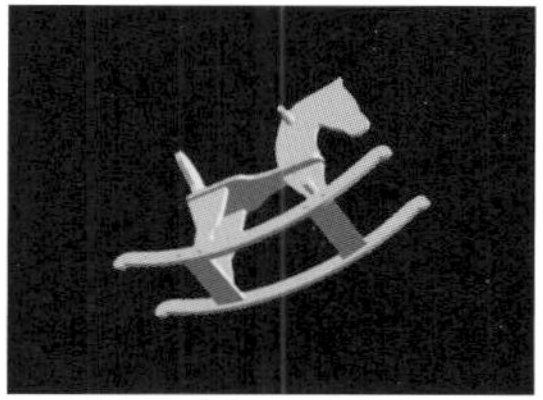
P. 33　木馬

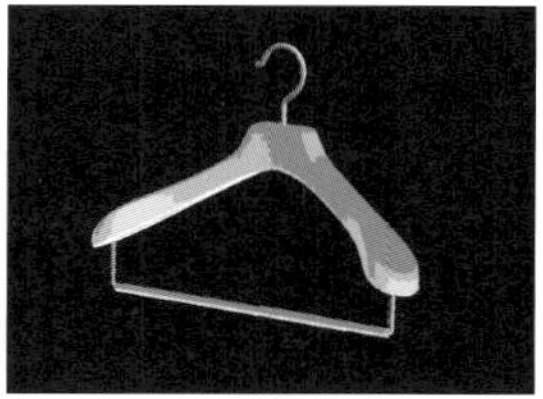
P. 34　ハンガー

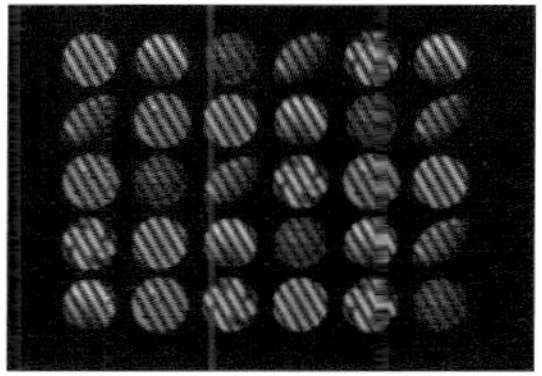
P. 35　バスケ(赤)5、バレー5

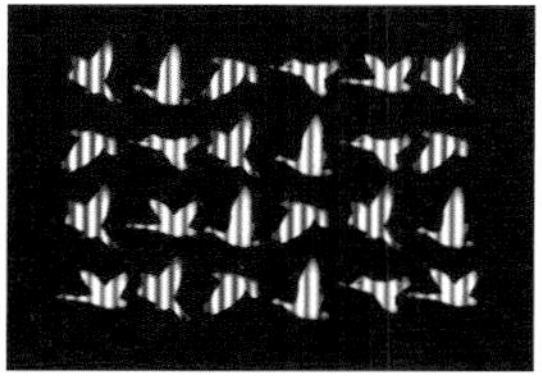
P. 36　留鳥(赤)11、渡り鳥13

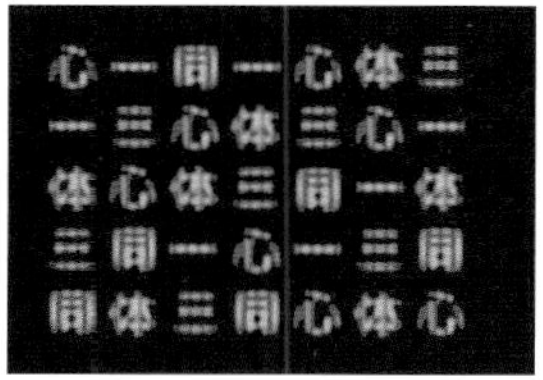

P. 37　一心同体、三＝7

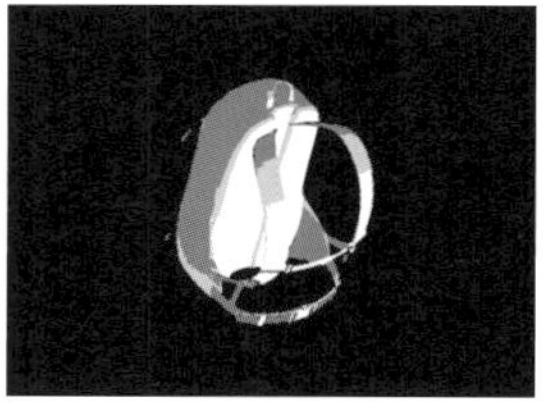
P. 38　バックパック

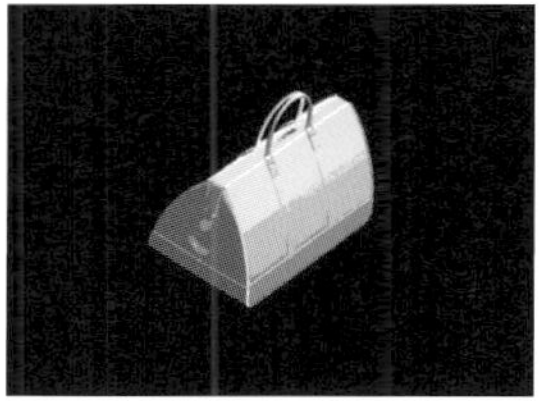
P. 39　ボストンバッグ

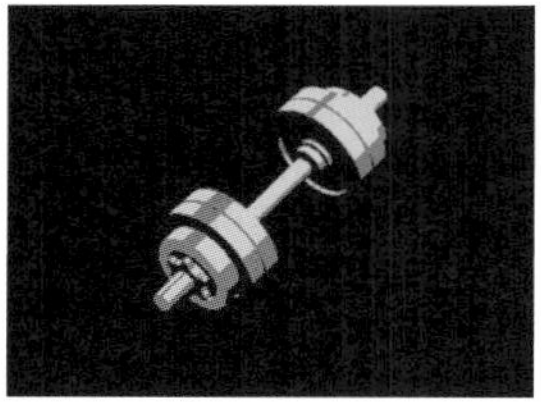
P. 40　バーベル

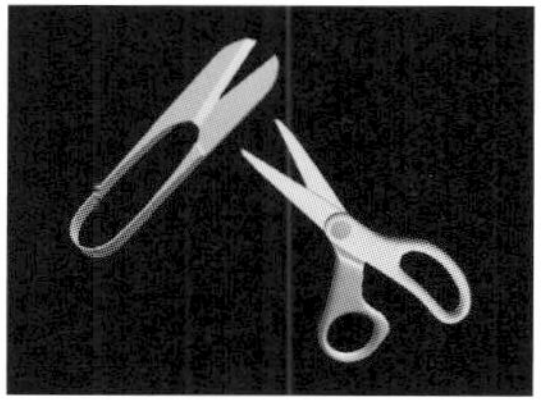
P. 41　ハサミ

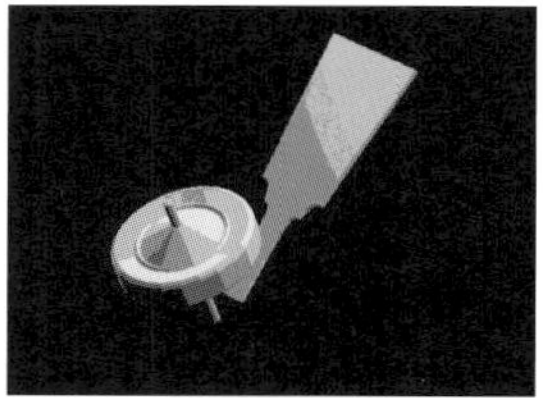
P. 42　コマ＆羽子板

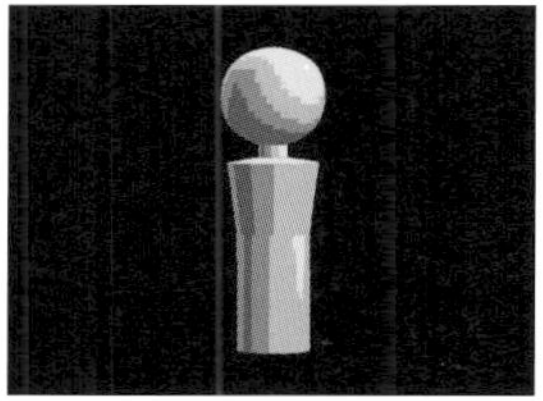
P. 43　こけし

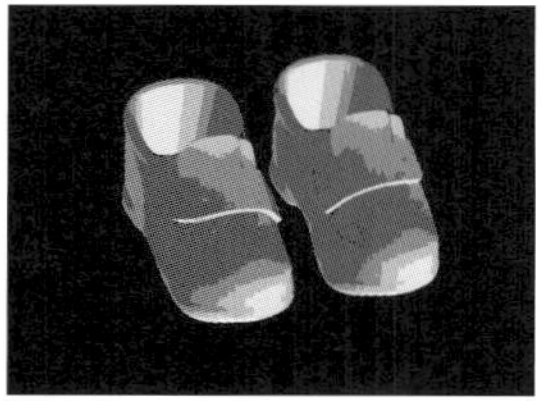
P. 44　幼児用靴

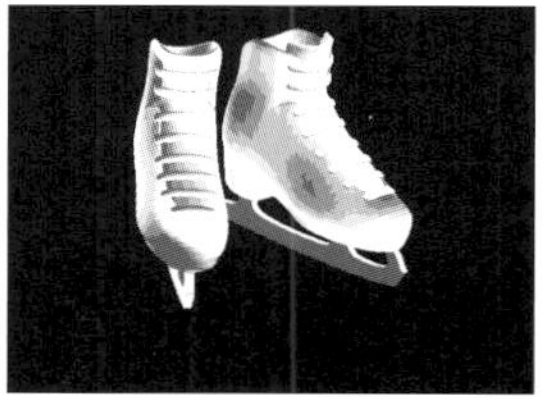
P. 45　アイスホッケー用靴

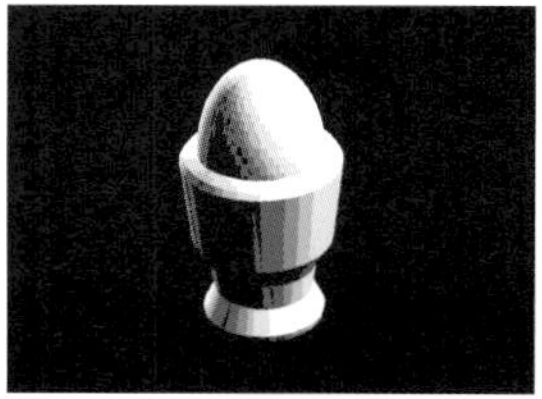
P. 46　エッグスタンド

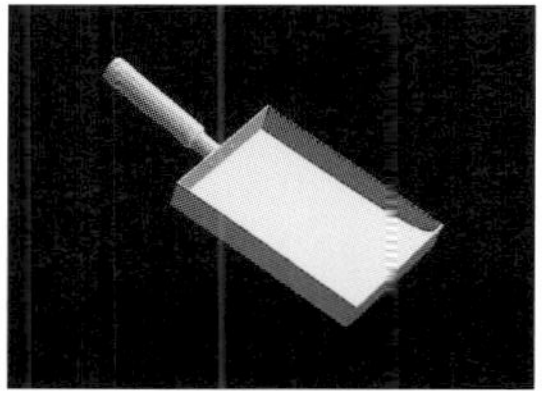
P. 47　玉子焼きなべ

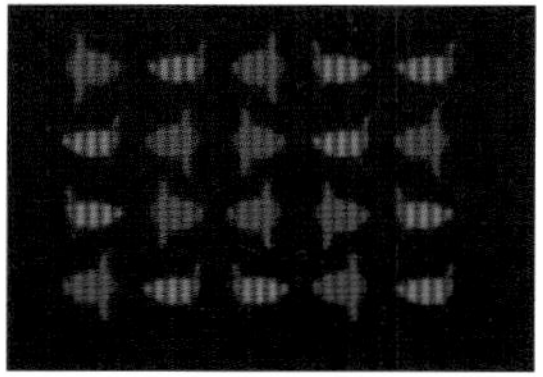
P. 50　マンボウ10

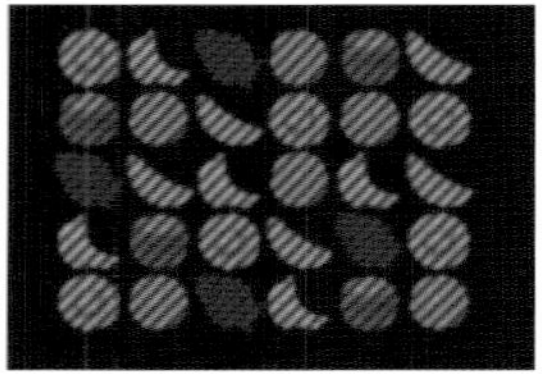
P. 51　イチゴ（一語）4

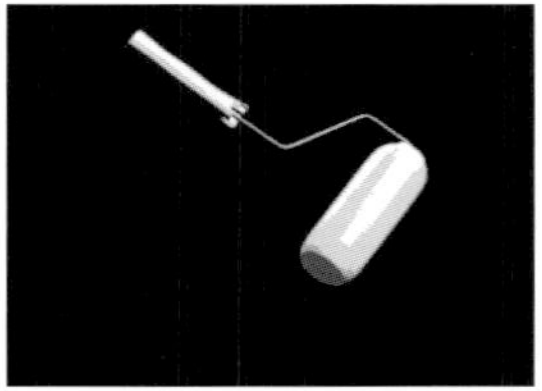
P. 52　ペイントローラー

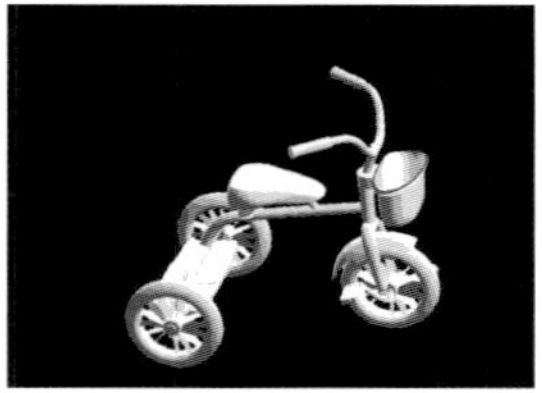
P. 53　三輪車

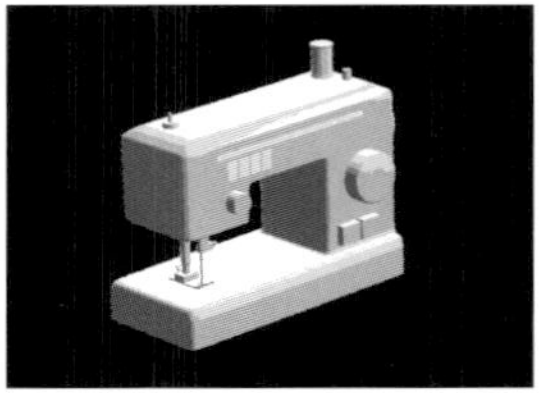
P. 54　ミシン

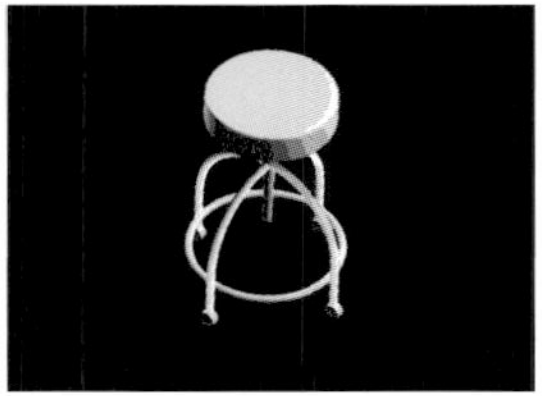
P. 55　丸椅子

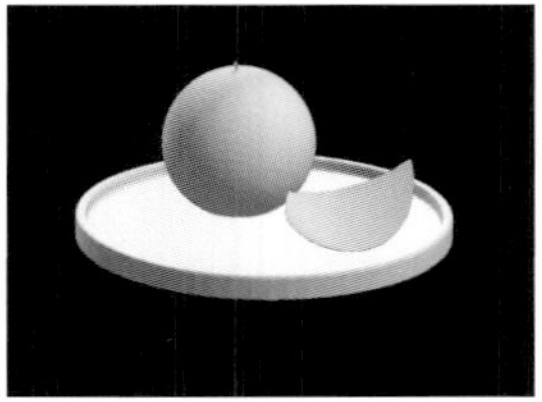
P. 56　スイカ

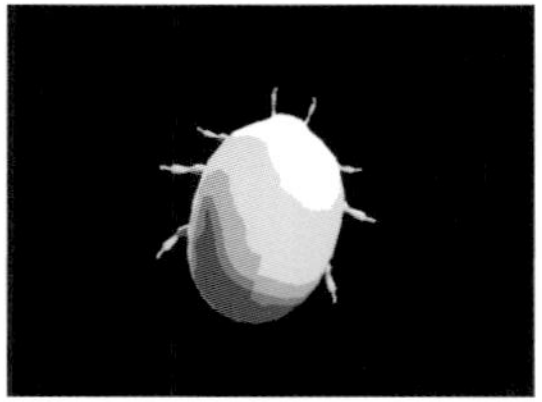
P. 57　テントウムシ

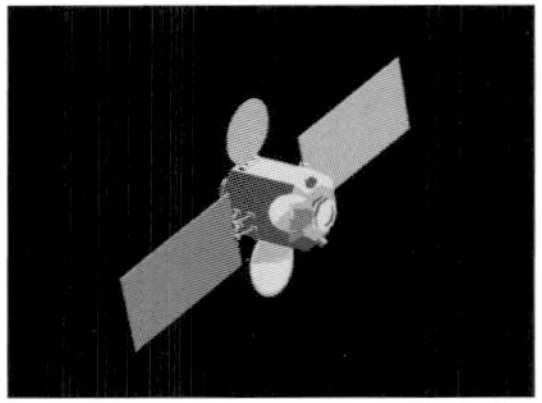
P. 58　サテライト（衛星）

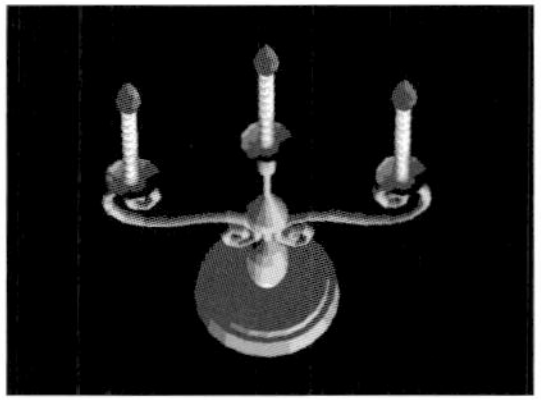
P. 59　燭台

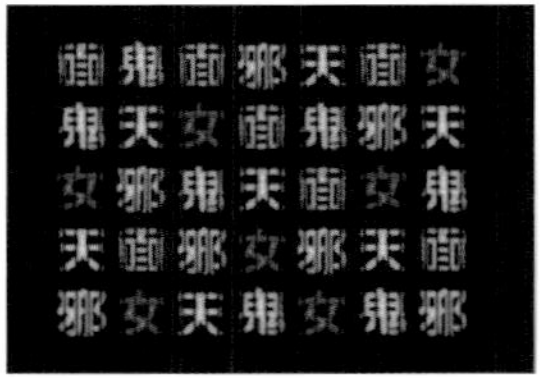

P. 62　天邪鬼、面 7、女 7

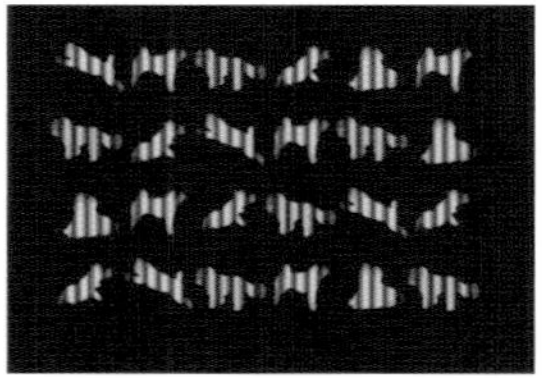
P. 63　3 = 6

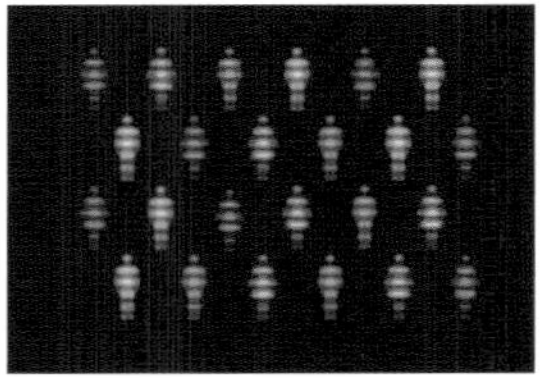
P. 64　女性 13、男性 11

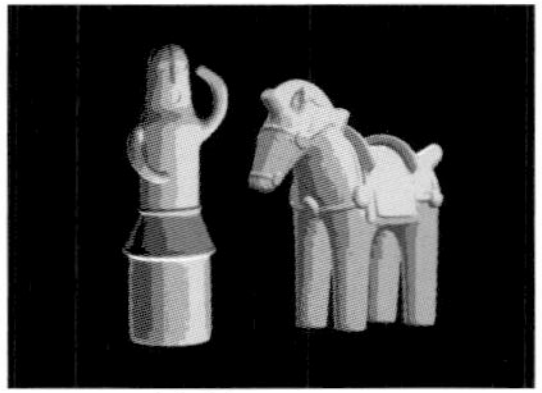
P. 65　埴輪

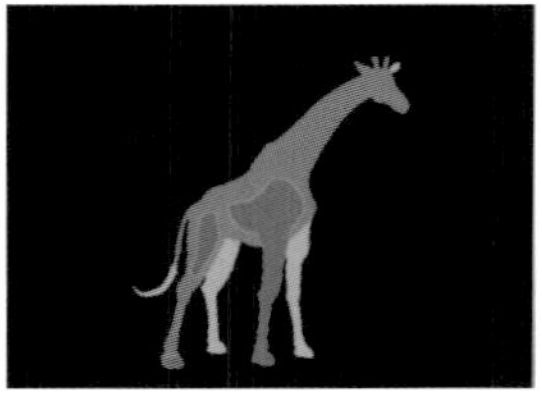
P. 66　キリン

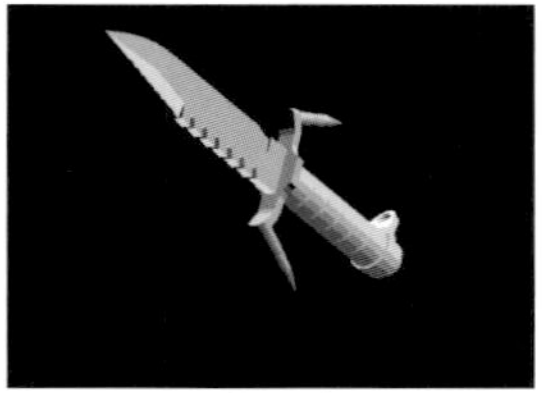
P. 67　サバイバルナイフ

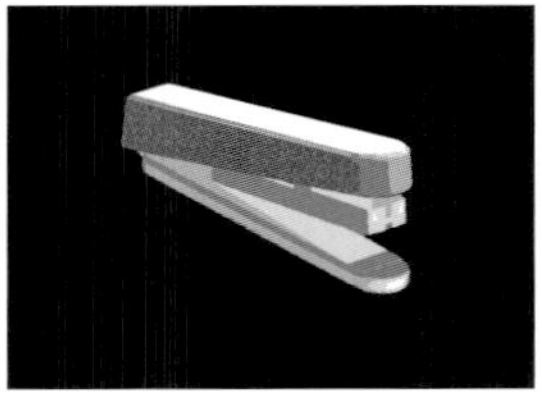
P. 68　ホッチキス

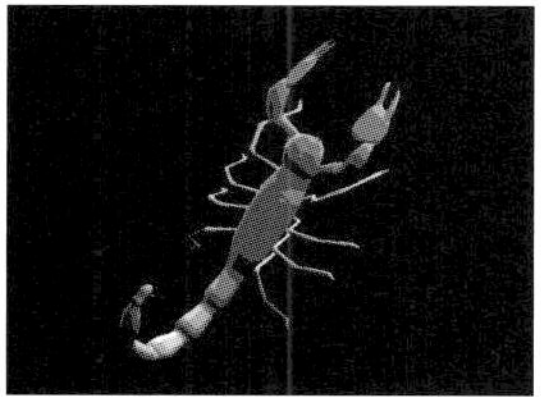
P.69　さそり座

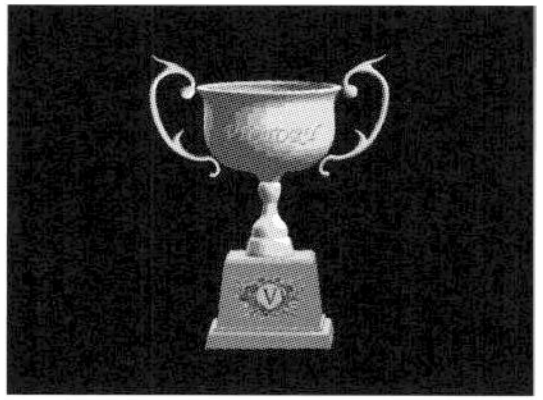
P.70　トロフィー

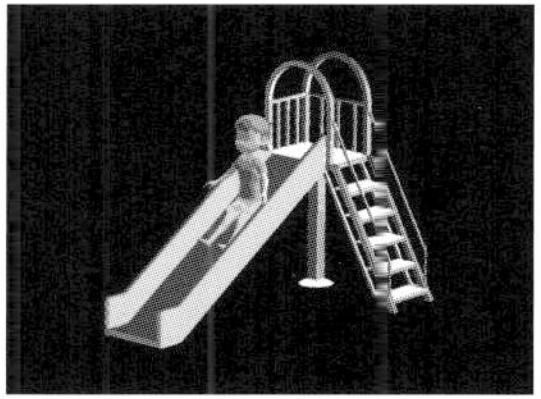
P.71　すべり台

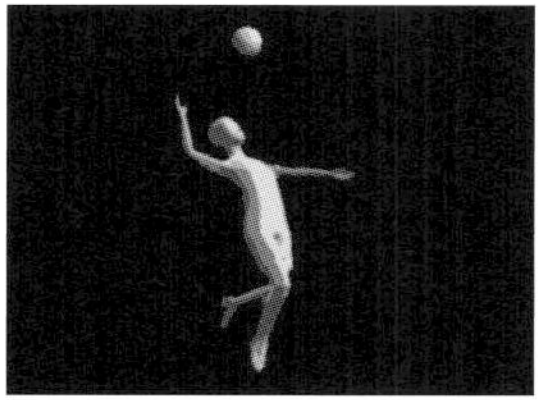
P.72　バレーボール、スパイク

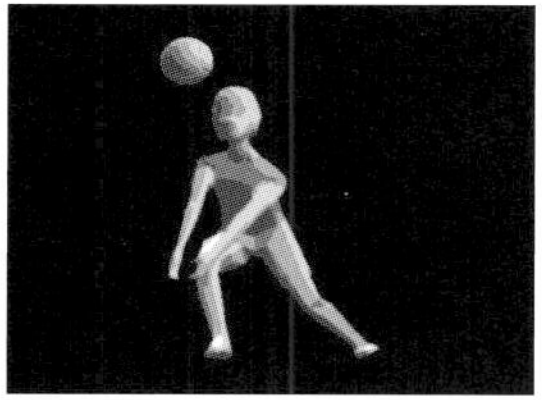
P.73　バレーボール、レシーブ

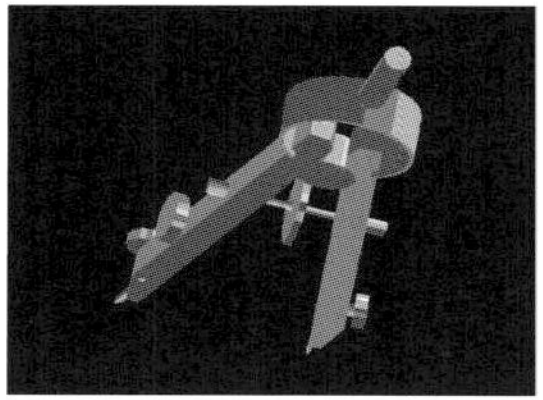
P.74　コンパス

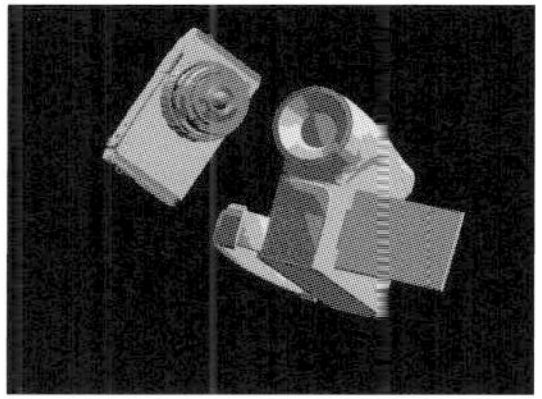
P.75　デジカメ&ビデオカメラ

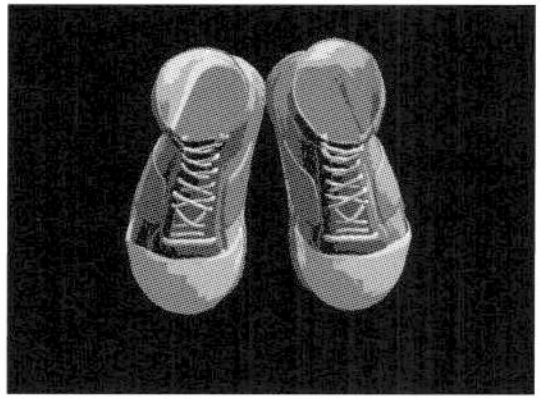
P.76　ブーツ

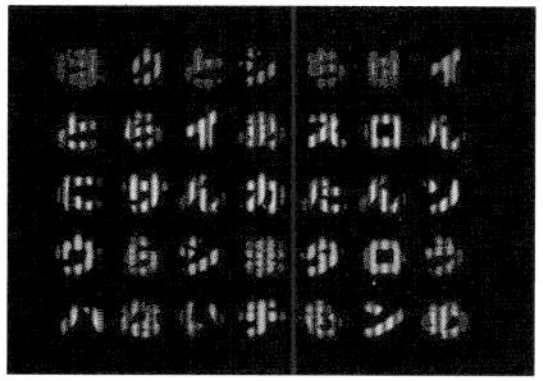
P.78　カナ 16、かな 19

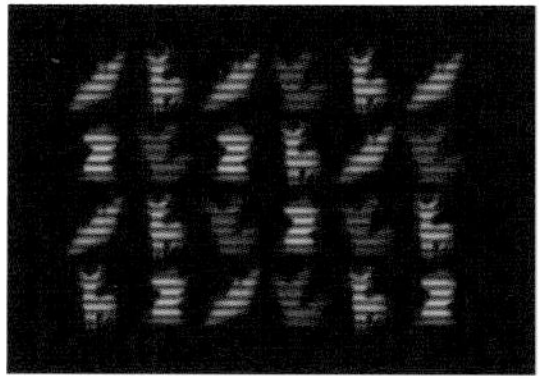
P.79　ウサギ 6、ネズミ 5

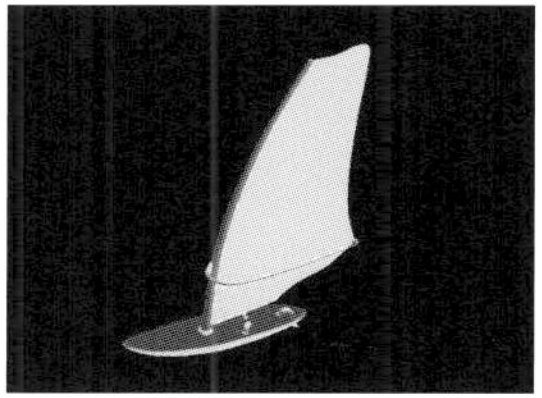
P.82　ウィンドサーフィン

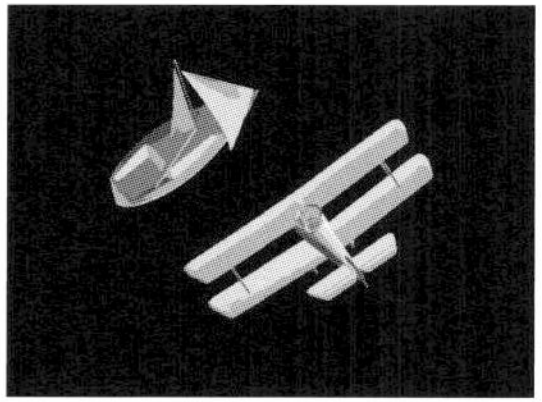
P.83　ヨット & 複葉機

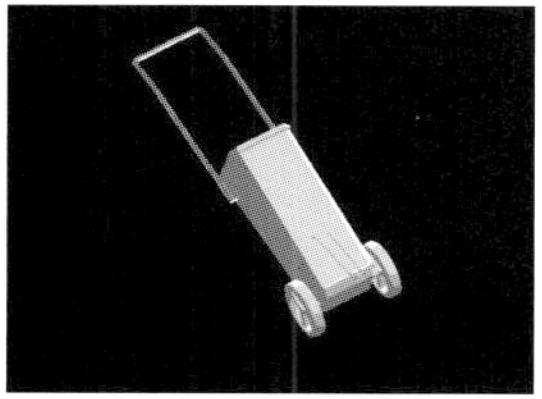
P.84　ライン引き

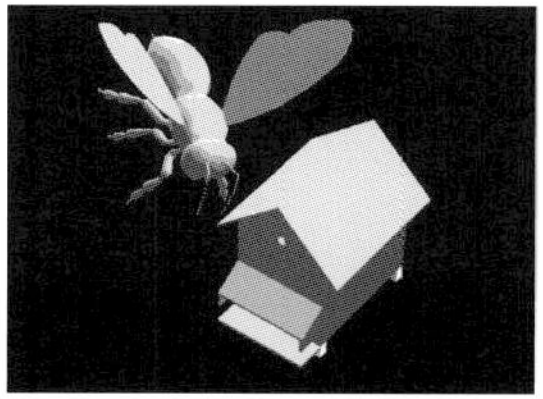
P.85　ミツバチと巣箱

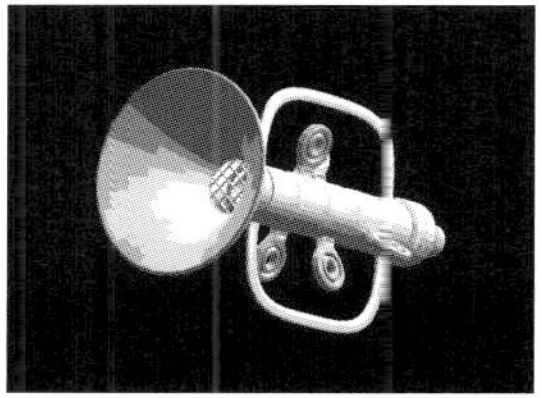
P.86　おもちゃのラッパ

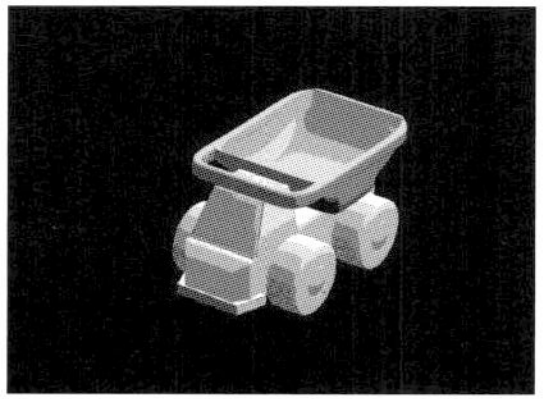
P.87　おもちゃのトラック

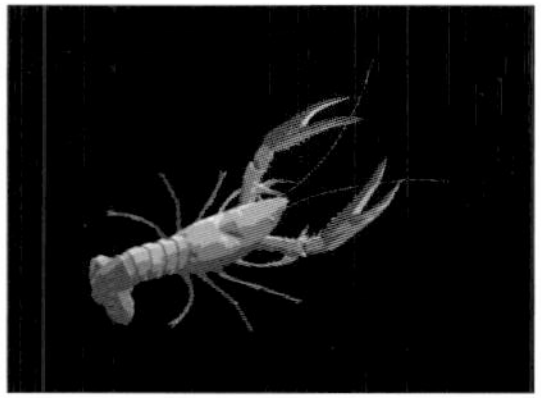

P. 88　エビガニ

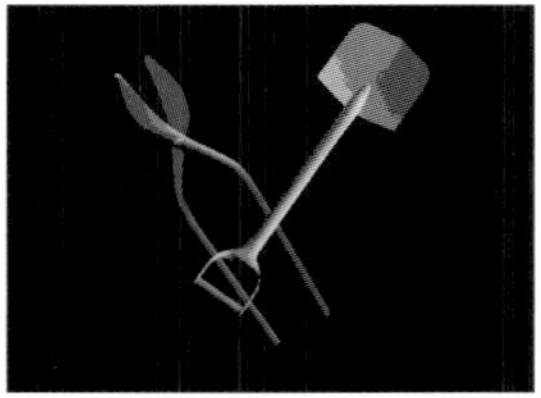

P. 89　植木バサミ＆シャベル

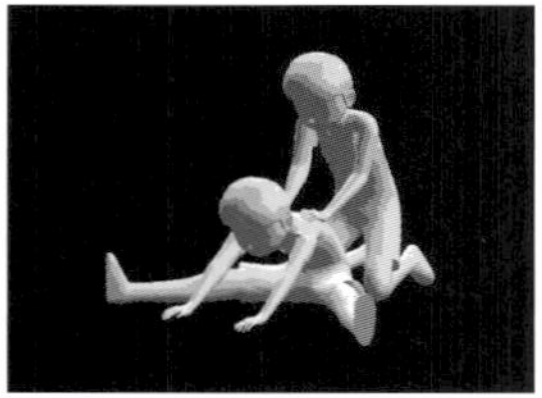

P. 90　二人でストレッチ

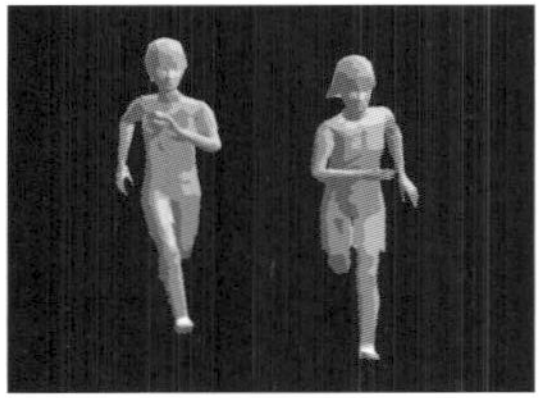

P. 91　デッドヒート

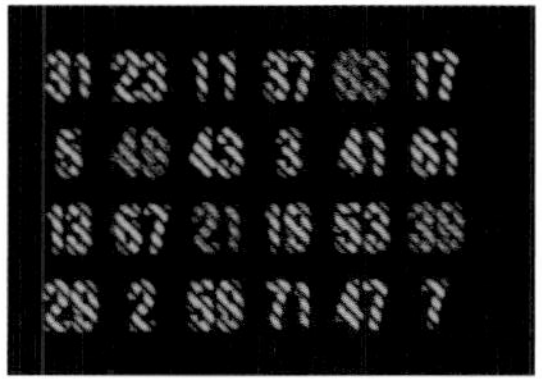

P. 92　21、39、49、63

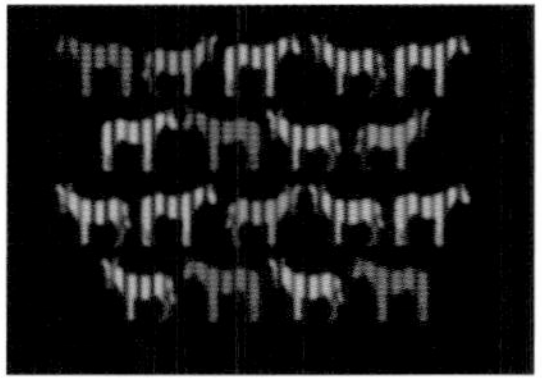

P. 93　左ウマ 4、右ロバ 3

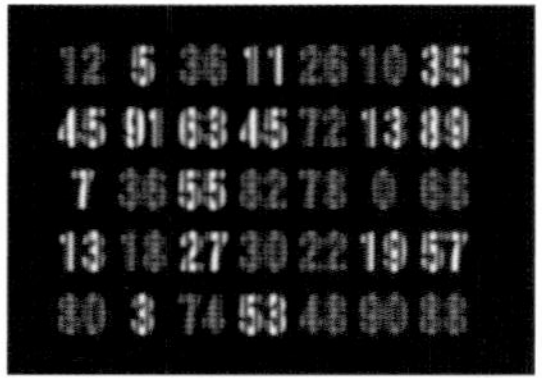

P. 94　奇 17、偶 18（0も偶数）

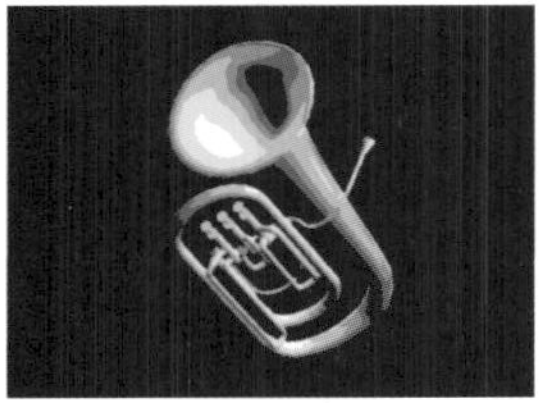

P. 95　チューバ

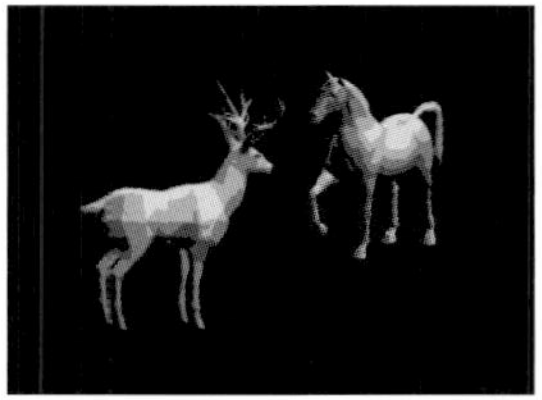

P. 96　馬＆鹿

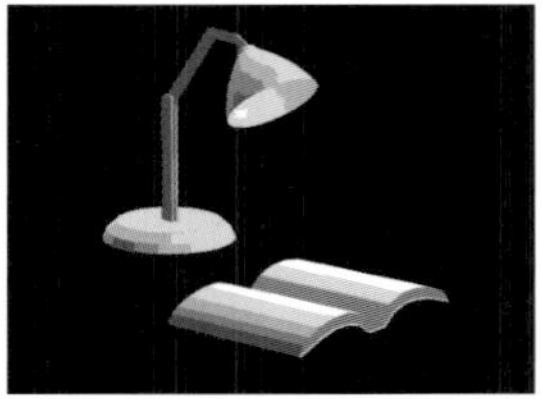

P. 97　読書

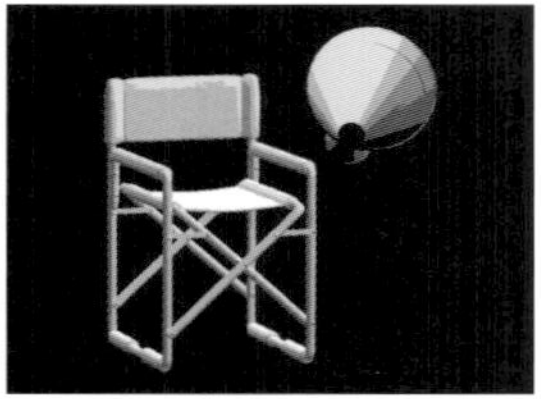

P. 98　ディレクタ・チェア＆メガフォン

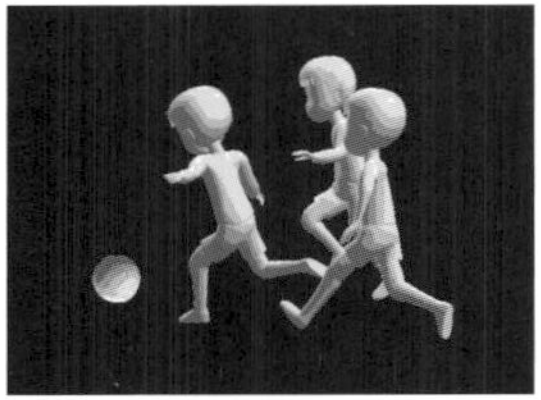

P. 99　子供サッカー

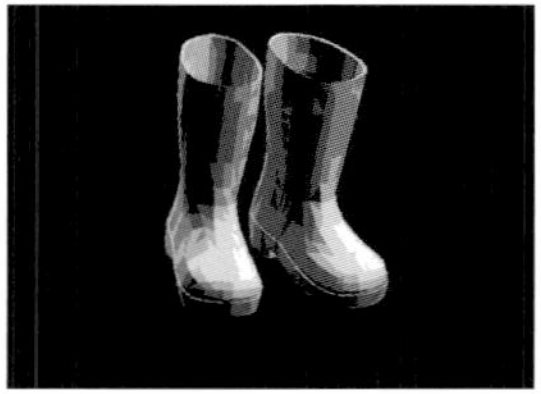

P. 100　長靴

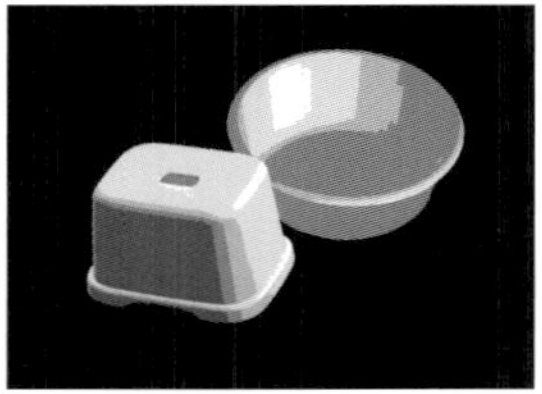

P. 101　洗面器＆こしかけ

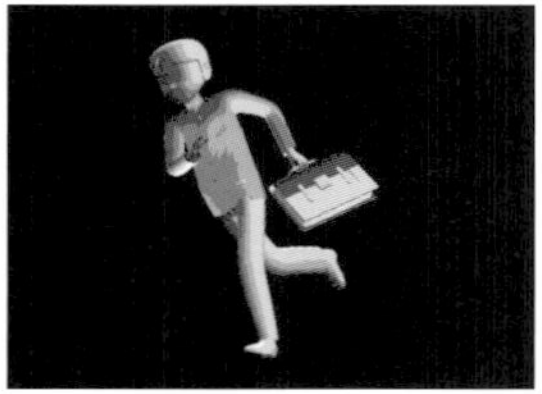

P. 102　遅刻

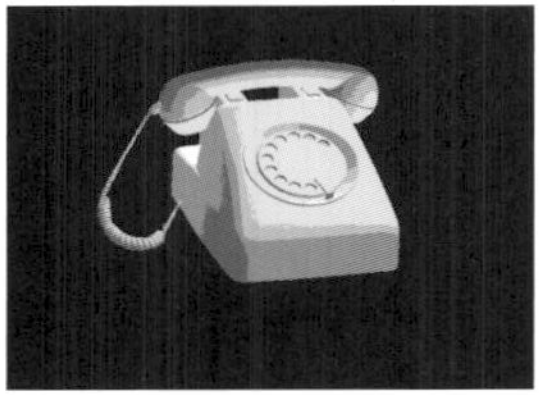

P. 103　黒電話